Hermann Ausbüttel   Heinz Helmut Bussemas   Werner Hültenschmidt

Animalia

Historische Arzneien aus Tier und Mensch

Hermann Ausbüttel Heinz Helmut Bussemas Werner Hültenschmidt

Animalia

Historische Arzneien aus Tier und Mensch

*Wir können froh sein,
in der heutigen Zeit
mit den neuesten Erkenntnissen
der Medizin und Pharmazie zu leben
und nicht etwa vor 250 Jahren.*

Bibliografische Information der Deutschen Bibliothek
Die Deutsche Nationalbibliothek verzeichnet diese Publikation in der
Deutschen -Nationalbibliografie; detaillierte bibliografische Daten sind im
Internet über http://dnb.d-nb.de abrufbar.

ISBN 978-3-7741-1326-8

© 2016 Govi-Verlag Pharmazeutischer Verlag GmbH, Eschborn
Alle Rechte vorbehalten.

Kein Teil des Werkes darf in irgendeiner Form (durch Fotokopie, Mikrofilm
oder ein anderes Verfahren) ohne schriftliche Genehmigung des Verlages
reproduziert oder unter Verwendung elektronischer Systeme verarbeitet,
vervielfältigt oder verbreitet werden.

Das vorliegende Werk wurde nach bestem Wissen erstellt. Für die Richtigkeit
der Angaben kann keine Garantie gegeben werden. Für Hinweise auf Fehler
sind die Autoren dankbar.

Druck und Verarbeitung: Beltz Bad Langensalza GmbH

Printed in Germany

Geleitwort

Pharmaziehistorisch spielen Arzneimittel aus Tieren (oder gar dem Menschen) eine ungeahnt große Rolle. Man kann das in Apothekenmuseen, wie dem wunderbaren der Adler-Apotheke, Dortmund, gut erkennen, wenn das Krokodil über der Offizin schwebt oder ein ausgestopfter Bär die Besucher begrüßt. Die wenigsten dürften wissen, dass die Präparate nicht nur der Repräsentation dienten sondern in Teilen auch pharmazeutisch verwendet wurden. Schauergeschichten verbinden sich regelmäßig mit Arzneimitteln menschlichen Ursprungs, von denen „Mumia vera" das bekannteste ist. Eine Zusammenstellung der wichtigsten Animalia fehlte aber bislang. Somit ist es äußerst verdienstvoll, dass sich die Autoren, ausgehend von den historischen Beständen der Adler-Apotheke, dieses Themas angenommen haben. Entstanden ist ein handliches Kompendium zur Verwendung tierischer Drogen durch viele Jahrhunderte, das durch wunderschön anzusehende Abbildungen ergänzt wurde, die aus historischen Quellen, dem Dortmunder Museum und weiteren Sammlungen stammen. Es zeigt sich, dass die Materialien nicht nur als Kuriosa Aufmerksamkeit verdienen, sondern auch ins Blickfeld der Historiker geraten sollten, die die Angaben in den jeweiligen medizin- und pharmaziegeschichtlichen Zusammenhang einordnen können. Ansatzpunkte bieten die sorgsam ausgewählten Zitate aus historischen Arzneibüchern und Kompendien sicherlich reichlich. Insofern ist den Autoren zu danken, diese Übersicht vorgelegt zu haben, möge sie den Laien begeistern und den Fachmann zum vertieftem historischen Studium anregen!

Prof. Dr. Axel Helmstädter
Goethe-Universität Frankfurt am Main

Vorwort

Besucher des Apotheken-Museums im Tiefkeller der Adler-Apotheke in Dortmund staunen oftmals über die zahlreichen tierischen Exponate in der historischen Offizin. Sie bewundern Bären, Krokodile, Schlangen, Riesenmuscheln, Vögel und Fische, eindrucksvolle Stoßzähne von Elefanten, Walross oder Narwal, die Fragen zur Bedeutung dieser Ausstellungsstücke in der Pharmazie-Geschichte auslösen.

Eine intensivere Beschäftigung mit diesen Themen führte zu Nachforschungen in alten Arzneibüchern und entsprechender Fachliteratur der letzten 500 Jahre, wie man Arzneimittel aus Tieren und Menschen – **Animalia** genannt – einsetzte. Dabei wurden allerlei Rezepturen und merkwürdige Erfahrungsberichte gefunden und in diesem Buch zusammengestellt.

Obwohl in der gegenwärtigen Pharmazie der Einsatz der Animalia bei uns kaum noch Bedeutung hat, werden in einigen Kulturen tierische Heilmittel noch hoch geschätzt und führen teils zu beklagenswerten Ausuferungen.

Im Mai 2015 berichtete "Spiegel online", die südafrikanische Umweltministerin Edna Molewa habe mitgeteilt, dass im Jahr 2014 in ihrem Land 1215 Nashörner gewildert wurden, um aus den Hörnern Pulver für fragwürdige medizinische Anwendungen zu gewinnen. Dabei geht es um hohe Summen: Experten schätzen den Schwarzmarktwert auf über 350 Millionen Euro. Nashornpulver wird vor allem in China und Vietnam als Potenzmittel, zum Fiebersenken, Schmerzlindern und gegen schwere Krankheiten geschätzt.

Hermann Ausbüttel   Heinz Helmut Bussemas   Werner Hültenschmidt

Inhaltsverzeichnis

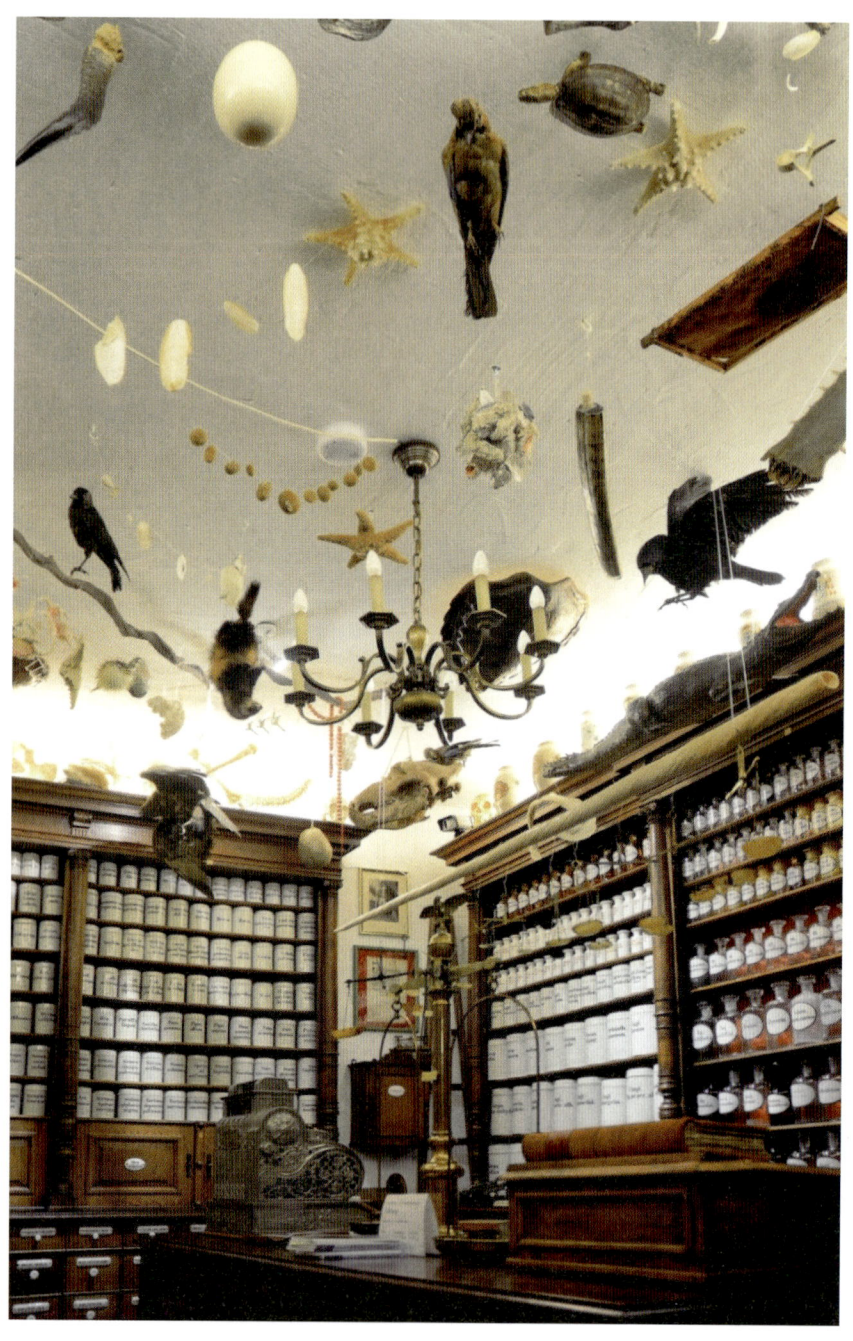

Offizin des Dortmunder Apotheken-Museums

Einleitung

Seit der Antike wurden Arzneimittel ihrem Ursprung nach in drei Gruppen eingeteilt: **Vegetabilia** (Pflanzen), **Mineralia** (Gesteine, Metalle, Erden) und **Animalia** (Tiere und Menschen).

Als wirksamste und „fürnehmbste" Heilmittel wurden aus Menschen gewonnene Arzneimittel angesehen. Von höher entwickelten Tieren wurden meist nur ausgesuchte, einzelne Körperteile verwendet, niedere Tiere meist komplett genutzt.

Man nahm an, dass die den **Animalia** innewohnenden, positiven Eigenschaften auf den Menschen übertragbar seien (Transplantation) oder sie dem menschlichen Körper negative, krank machende Einflüsse entziehen könnten (Explantation).

Die im Apotheken-Museum vorkommenden Animalia werden in alphabetischer Reihenfolge vorgestellt. Originalzitate sind jeweils *kursiv* gesetzt. Anfangs wird in Kurzform auf die Autoren verwiesen, genaue Quellenangaben stehen im Literatur-Verzeichnis des Anhangs. Zur Wahrung der Authentizität wurden die Originaltexte in der jeweils abgedruckten Schreibweise übernommen, weil sie *„in Krafft und Würkung'* eine Vorstellung der damaligen Denkungsart vermitteln können. Nicht mehr gebräuchliche oder schwer verständliche Bezeichnungen sind eingeklammert in normaler Schrift erklärt. Zudem findet sich im Anhang noch eine entsprechende Übersicht.

Feste Rechtschreibregeln gab es weder bei der Groß- und Kleinschreibung, noch bei den Buchstaben „u", „v" und „w", die beliebig untereinander ausgetauscht wurden.

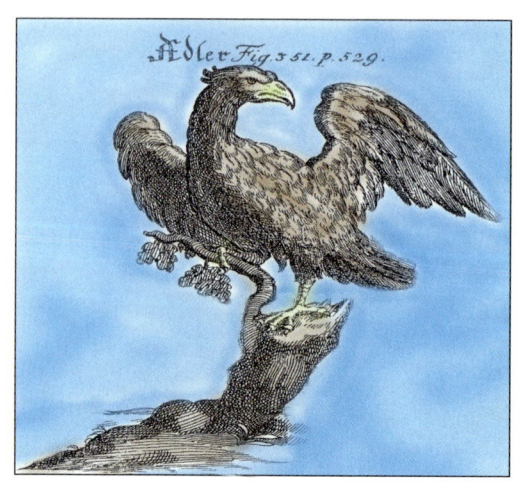

Adler (Abb. POMET)

ADLER
Aar, aquila chrysaetos

Umgangssprachlich wurden ehemals alle größeren (aedle) Jagdvögel als Adler bezeichnet. Der Steinadler ist noch heute unser größter Raubvogel. Seit der Antike galt er als göttlicher Begleiter mit besonderen Kräften. Er ist auch als verbreitetes Wappentier und Herrschaftssymbol bekannt, zudem auch ein beliebter Apothekenname. (Der Name der Adler-Apotheke Dortmund leitet sich vom früher am Hausgiebel befindlichen Adlerwappen der ehemals freien Reichs- und Hansestadt ab, die gut vier Jahrhunderte lang Eigentümerin des von Apothekenpächtern geführten Betriebes war).

SAUTER, S. 215, 225   *Eine **Adlerfeder** am Hals getragen sollte Schwachen und Schwerkranken Kraft verleihen, auch das Gedächtnis stärken, sowie bei Atemnot und Gelbsucht hilfreich sein. Mit einer Adlerfeder angerührt, verstärkt sich angeblich die Wirkung von Arzneistoffen.*
*... **Adlergalle** vermag Aussätzige zu heilen und Hautkrankheiten zu lindern, auch die Sehkraft wieder herzustellen. Eine getrocknete **Adlerklaue**, über dem Hauseingang aufgehängt, schützte vor Feuer und*

ansteckenden Krankheiten; das Pulver wurde zu einer Paste gegen Verbrennungen verarbeitet. **Adlerkot** vertreibt Schlangen und schützt so vor deren Bissen. **Adlerfett** wird gegen Schwindsucht (Tuberkulose) eingesetzt. **Adlerflaum** hilft, mit Weidenrinde umhüllt, bei eiternden Schnittwunden. **Adlerleber** soll bei Fallsucht (Epilepsie) helfen. **Adlerhirn** wurde in der Alpenregion gegen Gelbsucht, Schwindel und Harnerkrankungen eingesetzt.

Aquila wird als Centesimalpotenz (hundertfache Verdünnung) in der Homöopathie heute noch gegen Angst- und Panikattacken, linksseitige Spannungsschmerzen, Herzbeschwerden sowie bei Migräne verwendet.

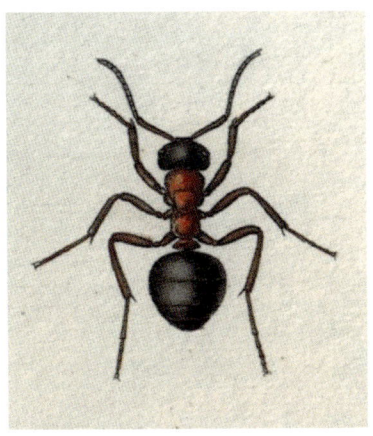

Ameise (Abb. BRANDT)

AMEISE
Omeyss, Formica, verschiedene heimische Arten

LONICERUS, S. 632   *Omeyssen und ihrer Eyer Wasser.*
Die beste Destillierung geschicht von kleinen Omeyssen / ... Zu samlen / ist die beste Weiß / stelle eine höltzene Schüssel oder Napff in ein Omeyßhauffen mit Laub bedeckt / so tragen sie ihre Eyer alle darein / als dann thue das Laub darvon / so fliehen sie alle / und lassen die Eyer in der Schüssel. ...

13

Solche Eyer destillier durch einen Alembic (kuppelförmiger Aufsatz) *in Balneo Mariae* (bain-marie, Wasserbad). *Dieses Wassers drey oder vier Tropffen in die Ohren gethan / bringt das verlohrne Gehör widerum / und vertreibt das Sausen der Ohren.*

BRANDT, Bd. II, S. 173   *Formica, Ameise.*
*Officinell ist jetzt nur noch der **Ameisen-Spiritus.** ... Ihre Wirkung ist besonders wegen der mit dem aetherischen Öle verbundenen, flüchtigen* **Säure**, *flüchtig und reitzend, ja sogar auf der Haut Jucken und Röthe erregend. Sie scheinen auch eine specifische Wirkung auf die Urin-Werkzeuge und Geschlechtsteile zu haben.*

AUSTER
siehe Muscheln

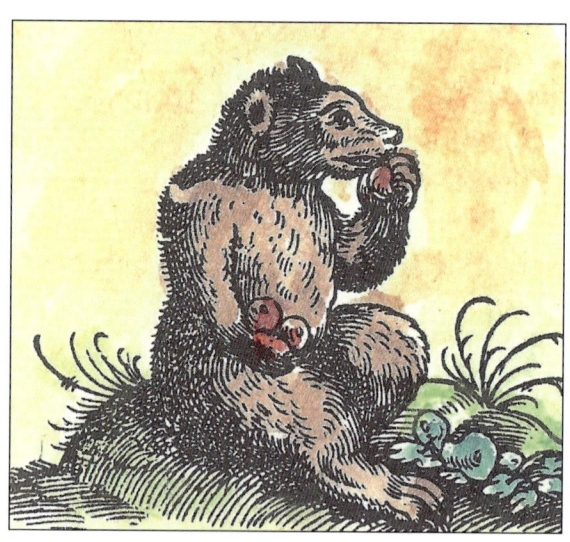

Bär (Abb. LONICERUS)

BÄR
Braunbär, Ursus arctos und andere Arten

SCHRÖDER, S. 1336 — *In Apotheken hat man*
1. das Fett, 2. die Gallen, 3. das Aug.
1. **Das Fett** *wärmet / resolviret* (löst) */ erweichet / zertheilet und wird
gebraucht in Haarausfallen / (wann mans mit einer verbrannten Maus
vermischet / und sich damit bestreichet) / tauget vor Zipperleins
Schmertzen / und Ohren-Geschwär / wann mans mit Wachs zu einem
Pflaster machet / und heilet die Geschwär der Füß. ... Die Weiber
gebrauchens im Bruch / und Herausgehung der Mutter / (sie schmieren
nemlichen den Rücken oder das H. Bein* (Beckenknochen) *damit. Bey
dem eusserlichen Gebrauch dieses Fetts ist zu beobachten / daß es die
Haar weiß mache.   2.* **Die Galle** *wird innerlich gebrauchet in der
schweren Noth* (Fallsucht, Epilepsie) */ Keuchen und Geel-Sucht* (Gelbsucht) */ eusserlich zun Krebsichten Geschwären / die um sich fressen
zum Zahnweh / und stumpfen Gesicht* (Sehschwäche). *Sie ist auch
getröcknet / ein vortrefliches ... Schweißtreibendes Mittel in vielen
Kranckheiten zu gebrauchen.*

3. Wann man einem Bären das **rechte Aug** *aussticht / tröcknet / und
denen Kindern anhenget / so soll selbes allen Schrecken / wormit sie
iezuweilen forchtsam im Schlaff erschröcket worden / abwenden. Etliche sagen / daß / wann man das Bären-Aug an den linken Arm binde /
dardurch das viertägige Fieber* (Wechselfieber) *geheilet werde.*

LONICERUS, S. 614 — ***Bären Fleisch***
*ist schleumig / undäuig / gibt böse Nahrung / darumb gehört es mehr
zur Artzney / ... dann zur Speise. Die* **Gall deß Bären** *ist hitzig und
trucken / und dienet wider den fallenden Siechtagen* (Lähmungen nach
Schlaganfall) *und den Schlag. Es soll aber die* **Gall vom Häutlin seiner
Leber geschnitten** */ und also fast aufgehenckt und gedörret werden /
und wird zwey Jahr behalten. Wann du die* **Bärenaugen** *außstichst /
und bindest die auf die lincke Achsel / so stillen sie die viertägige
Fieber* (Wechselfieber). ***Bärenschmaltz*** *wird vielfältig zur Artzney gebraucht. Dienet zum* (gegen) *Haaraußfallen / und macht Haar wachsen.*

Bärengall-*Latwerg* (auf Pflaumenmus-Grundlage) *dienet zu fallenden Siechtagen* (Lähmungen nach einem Schlaganfall).

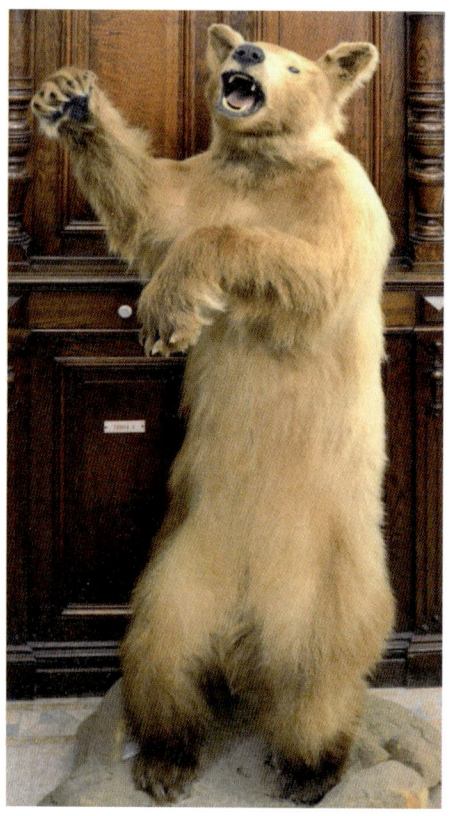

Zimtbär, Präparat

BOCK, S. 435   ***Bärenschmaltz***
auff die kalen Heupter gestrichen / macht das haar wider wachsen / Galenus sagt die kunst sey gewiß.

GESNER, S. 33-35   ***Von dem Bären**, Ursus. Bär.*
*Das **Bärenblut** über dem Grind / Rauden und Krätze / und andre Geschwür des Leibes gelegt / heilet es alles ... Wenn jemandem das Haar ausfällt / und er braucht **Bärenschmaltz** darzu / so wächst ihm das Haar wieder wiewohl Galenus sagt ... Alle Dunkelheit der Augen / und*

das Augenwehe / im ersten Anfang / und vornehmlich das Sternfell oder den Staren / vertreibt die **Bärengall** */ in zwey Teilen Wasser vermengt / und darüber gestrichen ...*

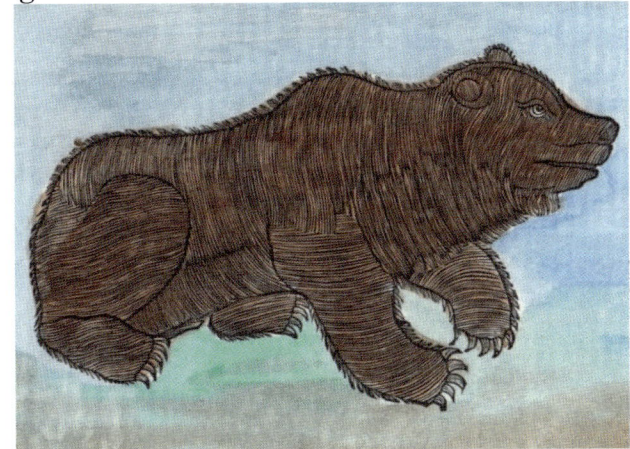

Bär (Abb. GESNER)

Zum Zahnwehe ist diese Gall sonderlich gut. Dann sobald man sie darüber streicht / so höret der Schmertzen auf. ... Der Husten stillet sich auch / wenn man Bärengallen mit Honig vermischet einnimbt. ... Auch den Aussatz vertreibet die Bärengall / so jemand / der sich das Schadens halben besorget / sich stets damit salbet. ... Den Krebs und andere umb sich fressende Schäden heilet die Bärengall / ingleichen / wann man sie mit einem Federlein darüber gestrichen wird. ... Die Giecht / den Schlag / und andere Lähme / heilet die Bärengall. ...
Des **Bären** *rechtes* **Aug** *ausgestochen / gedörrt / und den Kindern angehenckt / vertreibt den Kindern die Forcht / und den Schrecken im Schlaaf. ... Wenn man einem / der das viertägige Fieber hat / Bärenaugen an den linken Arm bindet / so wird der wieder gesund. ... Seine* **Hoden** *gegessen / sind gut denjenigen / so die fallende Sucht haben. ...*

POMET, S. 525
Bärenschmaltz *ist ein vollkommen herrlich Mittel wider die kalten Flüsse* (Schüttelfrost), *so hält man es auch für das Podagra* (Gicht)

dienlich, wenn man den schmertzhaften Ort damit reibet: ingleichen soll es die Haare wachsen lassen.

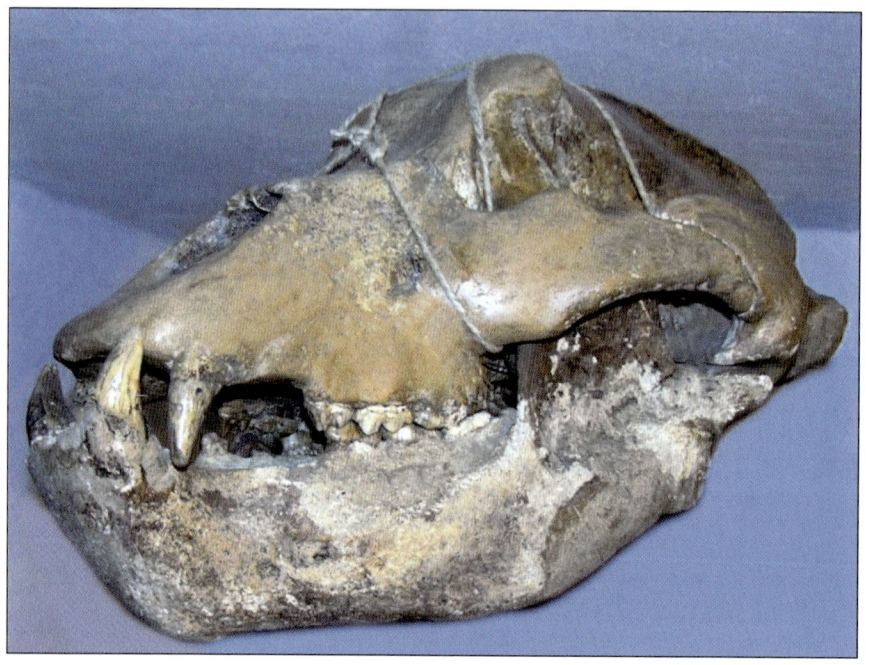

ca. 30.000 Jahre alter, steinzeitlicher Höhlenbär-Schädel

In der Volksmedizin wurden zu Pulver zermahlene **Bärenzähne** gegen stechende Schmerzen eingenommen (entsprechend der Signaturenlehre wegen des schmerzhaften Bisses). In Japan und Vietnam wird den Bären noch heute **Gallflüssigkeit** entnommen, um sie in der traditionellen asiatischen Medizin u. a. als Enzymlieferant einzusetzen.

BARSCH
siehe Fische

BEZOAR
siehe Ziege

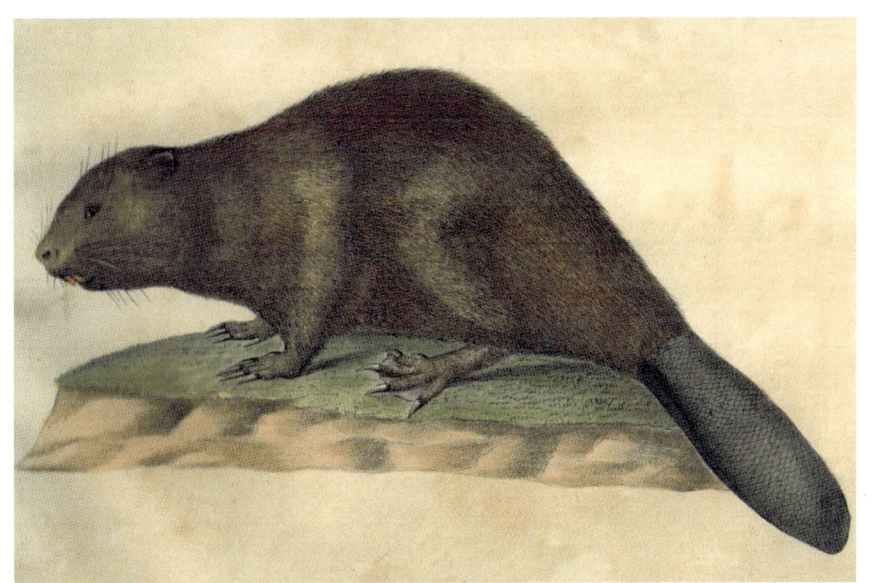
Biber (Abb. BRANDT)

BIBER
Fiber, Castor, Castoridae

Beide Geschlechter des Bibers tragen zwischen After und den Geschlechtsteilen befindliche Castorbeutel (Geilen, Geilsäcke), in die der Biber ein Sekret zum Markieren (seines Reviers) absondert, das Bibergeil oder Castoreum genannt wird.

In der Volksmedizin wird Bibergeil bei Verstopfungen, Zahnschmerzen, Heiserkeit, Ohrenschmerzen und zur Beruhigung hysterischer Frauen, sowie bei Menstruations- und Schwangerschaftsproblemen empfohlen.

BOCK, S. 431 – 432   *Von der **Bibergeil.***
So ist nun Bibergeil von natur warm und trucken / von art sehr subtil.
...alle natürliche Meister schreiben unnd lehren / wie Bibergeil die
Bauchblähung zertrenne / ... und das kluxen im Magen vertreibe / so
soll man ohn alle schew (Scheu) die Bibergeil brauchen / dann sie hilfft
und vertreibet die windigkeit des leibs.

Innerlicher brauch der Bibergeil. / *Bibergeil inn Boley* (Flohminze) *vnnd Bachmünzwasser oder puluer auff zwey quinten* (Gewichtsmaß, 1 Quint = 3.65 g) *eingetruncken / bringet den Weibern ihre blümen / treibet auß das Bürdelein* (Nachgeburt) */ oder ander geburt / sampt der rechten Frucht ... Bibergeil ist gut für das tödtliche gifft Irie* (Giftlattich*) und der Schlangen. ... Bibergeil mit Essig eingetruncken / vertreibet die blähung des Bauches / das grimmen und kluxen / von uberflüssigen feuchten dämpffen und winden entstanden.*

Eusserlicher brauch der Bibergeil. *... Man pfleget die Bibergeil zerstossen / und temperiert sie mit Essig und Rosenöl / als dann uber die krancken glider pflasters weiß geschlagen / das wendet alle mengel der neruen* (Nerven) */ oder Sennadern* (zum Hirn führende Adern).
Gemelte (erwähnte) *Artzney wie obstehet / gebrauchet / vertreibet das zittern der glider* (Nervenzuckungen) */ sie wehret und vertreibet auch den Krampff. Angestrichen umb das Haupt / erwecket die schlaffsüchtigen Menschen Lethargicos / man soll solche mischungen dem Krancken auch stäts für die Nasen halten.*
Das **Schmaltz** *von dem Biber ist dienstlich und bewert / für die geschwulst die sich ungefehr etwann zutragen / an schenkeln und armen darmit gesalbet / es leschet* (löscht) *die hitz / und drucket die geschwulst hinder sich.*

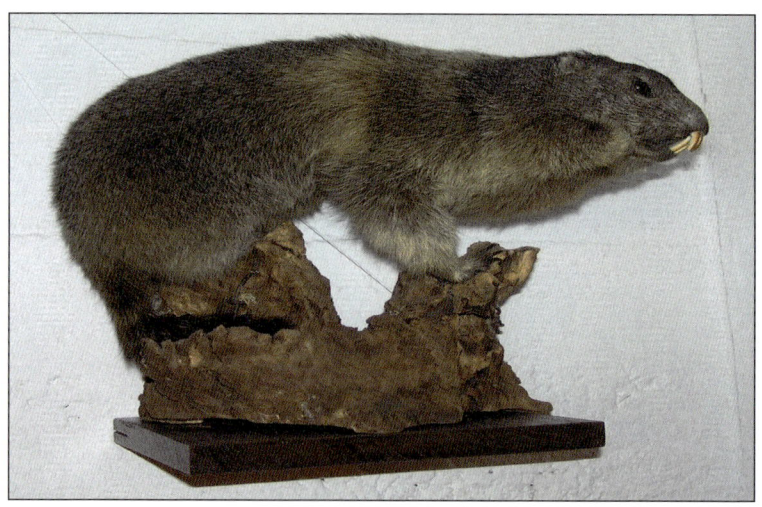

Biber, Präparat

DIOSCORIDES, S. 449   *Der **Bibergeyl***

ist gut wider der Schlangen Gifft / erreget ein niessen / ... treibet die Monzeit (Menstruation) *der Frawen / die Geburt unnd das Bürdtlin* (Nachgeburt) */ oder ander Geburt / wirkt wider die Auffblähung des Leibs / wider das Grimmen / Kluxen / tödtliche Gifft / und sonderlich wider das Gifft Ixia* (Mistel) *genennt / mit Essig getruncken. Bibergeyl mit Essig und Rosenöl vermischet und das Haupt damit besprenget unnd befeuchtet / ist gut wider die Schlaffsucht und stetige Begierde zu schlaffen. Daran gerochen und der Dampff davon empfangen / hat eben dieselbige Krafft und Wirckung. Der Bibergeyl eingenommen / ist gut wider das Zittern und biben / wider den Krampff und alle Gebrechen der Neruen* (Nerven) *und Sennadern* (zum Hirn führende Adern).

SCHRÖDER, S. 1271-1273   *In Apothecken hat man*
1. das Fett, 2. die Testicul, die man sonsten Castorium nennet, 3. die Haut.
*1. Das **Fett** tauget insonderheit denen Nerven / und der Mutter* (Gebärmutter) */ und deßwegen in der schweren Noth* (Fallsucht) */ resolvirten* (verkümmerten) *verkrümten Gliedern / und dem Schlag. **Eusserlich** tauget dieses Fett denen Nerven / und der Mutter vortrefflich / dahero man in der Mutterkrankheit / und der schwehre Noth / den Nabel damit schmieret.*   *2. Die **Testiculi** schneidet man heraus / reiniget und tröcknet sie wohl / und hengets so dann an einen schattichten Ort auff. Sie bleiben biß auff die sieben Jahr gut. ... Allhier hält der Autor mit andern dem gemeinen Fehler nach / das Castorium vor die Testicul* (Hoden) *des Bibers / zu halten. So / daß dieses Castorium nicht die Testiculi, sondern vielmehr Geschwulsten / oder mit einer dicken Haut überzogene Beutel der Scham seyn an denen allezeit ein anderer kleiner henget / der mit einem ölichten aschenfarben Liquore angefüllet ist / der in dem kleinen Beutelein immer fliessend bleibet ... sie (die Castoria) stärcket die Nerven und nervichte Theil / und also auch das Haupt / erwecket die schlaffenden Geister / widerstehet dem Gifft / machet Niesen / ... ist ein Schmertzen stillendes Mittel / treibet den Monatfluß / tauget derowegen in der Schlaffsucht / ... dem Schlag / der schwehren Noth* (Epilepsie) */ Gicht / Schwindel / Zitterung der Glieder / Gelenck-Flüssen* (An-

schwellungen) / *Mutter-Beschwerden* / *Colic* (starker Krampfschmerz) / *und zwar so wol inner als auch eusserlich. Sie verbessert über das auch das Klingen der Ohren / samt dem übeln Gehör / (wann mans in die Ohren thut) und tauget zum Zahn-Schmertzen. In der Mutter-Kranckheit (Strangulatu uteri) gebrauchet man sie unterschiedlich / man hälts nemlichen vor die Nasen / bindets unter die Achseln / und thuts in den Nabel....*

3. Die **Haut** *tauget denen Podagrischen / im Gicht (wann mans gärbet und anziehet).*

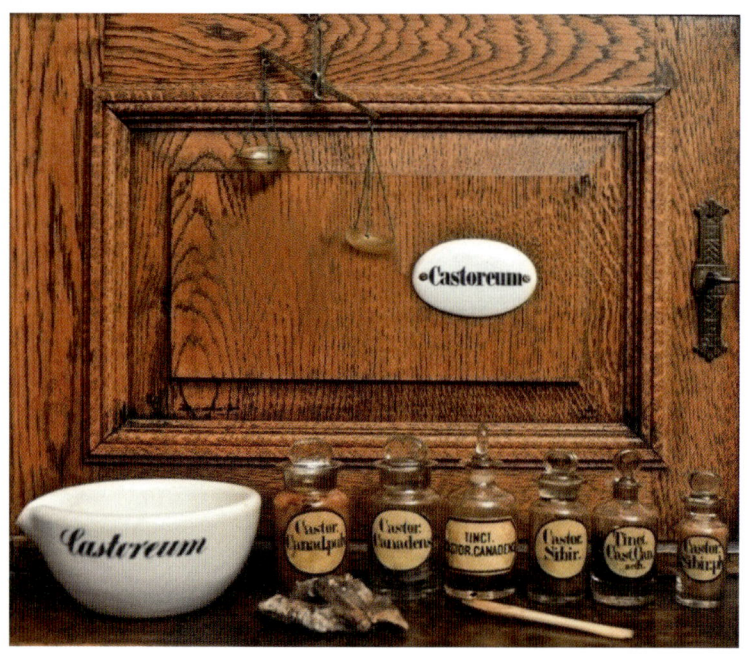

Castoreum, verschiedene Zubereitungen,
Gefäße aus Glas und Porzellan, Deutschland, 20. Jh.

LONICERUS, S. 600-602   ***Biber.***

Ist ein Thier wie ein Meerhund. ... Seine hindere Füß / seind wie an einer Ganß zugewachsen... hat zween Geilen / die schneidet man ihm ab ... Diß Thier weiß auch / daß man ihm von seiner Geilen wegen fürnemlich nachstellet / derhalben wenn mans jagt / reist es ihm seine Geilen selbsten auß / und wirft sie von sich / wie man von ihm schreibt.

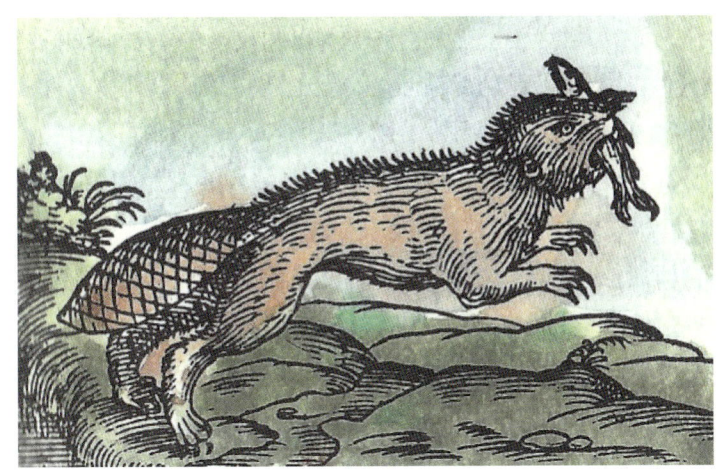

Biber (Abb. LONICERUS)

Die **Bibergeil** *... mit Rauten und Essig gemischt / in die Nase gelassen / stärckt sie das Hirn / und benimt das Hauptweh. Bibergeil mit Wein getruncken / ist für den fallenden Siechtagen gut / und dienet zu allen Seuchen / so von Kälte kommen.*

Wenn die Zunge erlahmet / daß er nicht reden kan / der nemme gepülvert Bibergeilen / legs darunter / es hilfft gewiß. Fürs Gicht am Leib / Nimm Bibergeilen / siede die mit Wein / und schmir dich an derselbigen stätts es hilfft. Bibergeile benimmt den Krampff durch Krafft ihrer Hitz. Mit Pfeffer und Honigwasser genossen / bringt sie den Frauen ihre Zeit / treibt die todte Geburt auß / ist gut den Lahmen und Gichtigen Gliedern / sie damit geschmieret. Mit Wein getruncken vertreibt sie alle Fieber / erwärmet die erkalte Natur / ist gut allen Krankheiten so von Kälte kommen. ...

Wider die Fallende Sucht (Epilepsie) *und andere kalte Siechtagen deß Haupts* (Fieber mit Frostempfinden) */ gibt man Castoreum mit Rautensafft im Tranck oder den Wein seiner Kochung ein.*

Wider den Schlag deß gantzen Leibs / den Wein damit gesotten / mit Rauten und Salbey zu trincken. Wider vergessen und Schläfferigkeit / macht man mit Castoreo niesen / es stärcket und bewegt das Hirn. Castoreum macht hitzig / trücknet und läutert / ... ist derowegen denjenigen / so auß Fülle den Krampff leiden / oder das Zittern der Adern (Nervenzuckungen) *haben / sehr bequem.*

Bessert auch die Schäden der Lungen / und die Feuchtigkeit deß kalten Hirns (Fieber mit Frostempfinden) */ mit Poley* (Flohminze) *getruncken / aber mit Wein getrunkken / vertreibt es das Blähen. Damit geschmieret und gesalbet / benimmt es das Zittern und Lähme / ... und heilet die Wassersucht.*

Bibergeil dienet der Vergessenheit und Schläfferigkeit /...ist für kalte Taubsucht (Tobsucht) */ und auch das Thönen der Ohren. Sein Rauch durch die Nase an sich gezogen / heilet die Geschwer un Sucht der Lungen. Benimmt das stechende Bauchwehe / ...*

bringt der Frauenzeit / treibt die Nachgeburt herauß. Und heilet die Biss der Gifftigen Thier. Bibergeil ist zu vielen Dingen gut / und sein Feistigkeit ist zu den fallenden Siechtagen (Lähmungen nach Schlaganfall) *sehr berühmt.*

GESNER, S. 46-47

Wider die fallende Siechtage / giebt man von der **Bibergeylin** *... und für den Schwindel / für die Gähn- und Schlafsucht* (Depression) *ist sie auch gut / so man das Haupt damit schmieret /...*

erfrornen Leuthen ist die Bibergeylin gut /... alle Orte / da Haar wachsen sollte / mit Bibergeylin gesalbet /...wann man an Biber geylin riechet / so mache sie niessen / und bringet auch den Schlaf wieder / ... welchem das männliche Glied erlahmet / der mache ein Pflaster auß Bibergeyl darüber / und schlage ihm stäts warme Tücher in Wein genetzt / darinnen Bibergeylin gesotten worden / über das Schamgewölbe /

BRANDT, Bd. I, S. 28   *Gemeiner Biber.*

Das Castoreum wird zu den ätherischen Mitteln gerechnet.
Seine Wirkung ist beruhigend, krampfstillend, selbst belebend.
Daher wendet man es seit den älteren Zeiten bei krampfhaften Beschwerden und Nervenschwäche an, namentlich bei Hysterie, Hypochondrie, Schwindel, Magenkrampf, Ohnmachten u.s.f. ...

HAGER, 1876, Bd. I, S. 774

Die Wirkung des **Castoreums** *soll vorzugsweise ... sich besonders auf das Urogenitalsystem erstrecken, auch die Circulation* (Blutkreislauf) *und Hautsecretion fördern.*

Man giebt es zu 0,1-1,0 Gm. bei krampfhaften, nervösen, hysterischen Leiden, und ein als die Menstruation und den Lochienfluss (nach-geburtlicher Wochenfluss) *beförderndes Mittel.*

HAGER, 1900, Bd. A-G, S. 678   ***Castoreum***

Anwendung in Pillen, Pulvern, als Tinktur, selten in Klistieren oder Suppositorien, bei Gebärmutterbeschwerden, Krämpfen, Hysterien und Schmerzen.

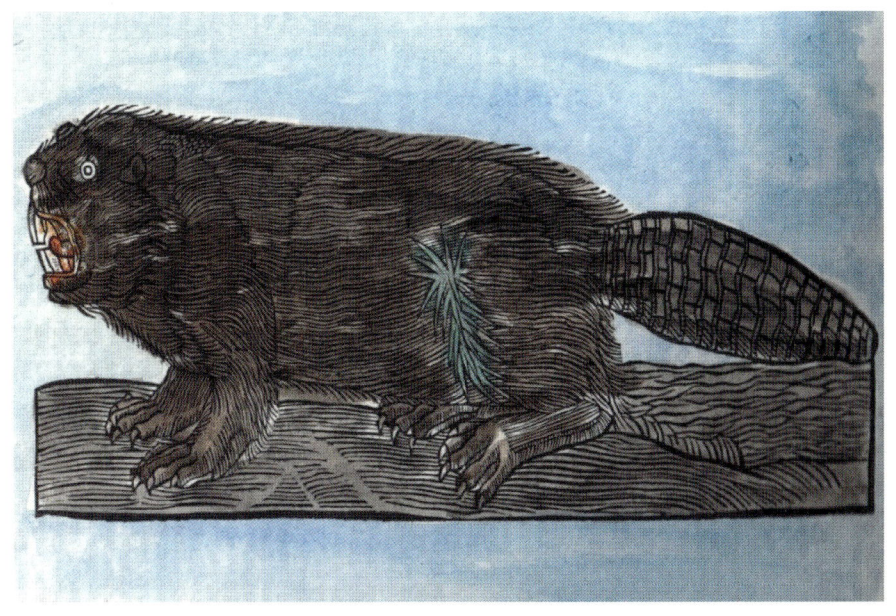

Biber (Abb. GESNER)

HEINIGKE, S. 159   ***Castoreum***

Zu berücksichtigen bei Affektionen hysterischer Individuen, besonders bei entzündlichen krampfhaften Affektionen der Verdauungs- und Ge-schlechtsorgane.

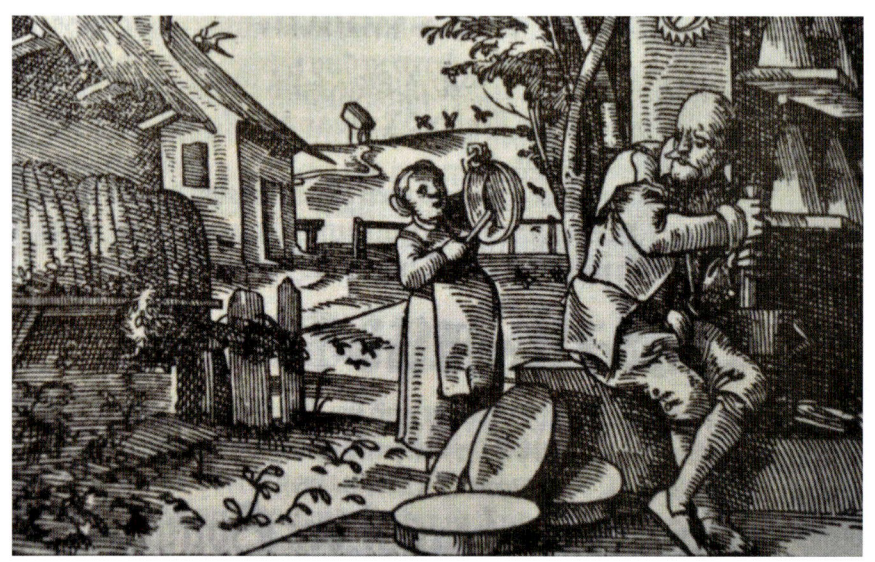
Bienen und Imker im 16. Jh. (Abb. BOCK)

BIENE
Honigbiene, Imme, Apis mellifica

Die **Biene** ist ein Hautflügler und gehört zu den Stechimmen, Familie Apidae, Apini, Honigbienen. Sie ernähren sich in erster Linie von Nektar und Pollen. Der Stachel der Bienen ist ein reiner Abwehrstachel (mit Bienengift), der nach einem Stich meist in der Haut stecken bleibt, wodurch die Biene stirbt.

Honig wirkt mit seinen Inhaltsstoffen den Polyphenolen und Flavonen entzündungshemmend und mit den Inhibinen (Glykoproteine) Bakterien abtötend. Außerdem wird Honig zur besseren Wundheilung eingesetzt.
Wachs der Bienen kommt gereinigt und gebleicht als Cera alba zur weiteren Verarbeitung in die Apotheken und findet als Salbengrundlage häufigste Verwendung.

Propolis, Vorstadt, Vorstoß, Kittharz genannt (wegen seines Vorkommens und seiner abdichtenden Wirkung am Einflugloch der Bienenstöcke) wirkt antibiotisch (gegen Bakterien), antimykotisch (gegen Pilze) und antiviral (gegen Viren).

Es ist eine harzige Masse mit unterschiedlicher Zusammensetzung wie Harz, Wachs, Pollen, ätherische Öle, Fermente und Flavonoide. Propolis findet weiter Verwendung bei der Wundheilung, Ekzemen, Verletzungen der Schleimhäute, bei der Behandlung von Tumoren und zur Stärkung des Immunsystems und äußerlich bei rheumatischen Beschwerden.

DIOSCORIDES, Bd. II, S. 134-135

Honig hat säubernde, eröffnende, die Feuchtigkeit hervorlockende Kraft, deshalb eignet er sich zum Eingießen in schmutzige Geschwüre und Fisteln. Gekocht und aufgelegt, verbindet er getrennte Körperteile, heilt, mit Alaun gekocht und eingerieben, Flechten, auch Brausen und Schmerzen in den Ohren, wenn er mit fein geriebenem Steinsalz eingetröpfelt wird. Eingerieben tötet er auch Läuse und Wanzen. Er entfernt auch die Verdunkelungen auf der Pupille, heilt ferner als Mundspülung und Gurgelmittel Kehlkopf-, Mandel- und Schlundmuskel-Entzündungen. Er treibt den Urin, hilft bei Husten und den von der Schlange Gebissenen. Ferner dient er, mit warmem Rosenöl genommen, gegen den Genuss des Mohns, als Leckmittel oder als Trank gegen Pilze und den Biss des wütenden Hundes (Tollwut).

Wachs hat erwärmende, erweichende und mäßig ausfüllende Kraft. Es wird auch den Getränken für Dysenteriekranke (infektiöser Durchfall, Ruhr) zugemischt. In der Größe von zehn Gerstenkörnern genommen, lässt es bei den Ammen die Milch nicht zu Käse werden.

Vorwachs, Propolis hilft in der Räucherung bei veraltetem Husten und nimmt, aufgelegt, auch alle Flecken weg.

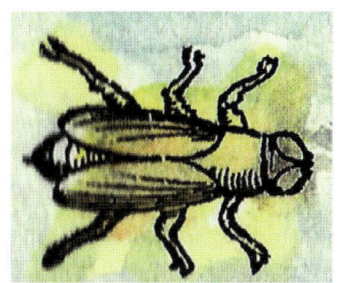

Biene (Abb. LONICERUS)

BOCK, S. 411-413

Innerlicher brauch des Honigs. *Wer aber sonst hett Opium einge-nommen / oder zu vil Schwein gessen / oder von Schlangen gestochen / oder vo wüttende Hunden* (Tollwut) *were gebissen, den selbe soll man Honig zu essen geben... / Honig genossen ist auch hilfflich unnd bekompt wol dem presthafften* (schmerzenden) *halß / dann er miltert und erweichet die geschwär / seubert die wunden / und fürdert sie zür heilung.*

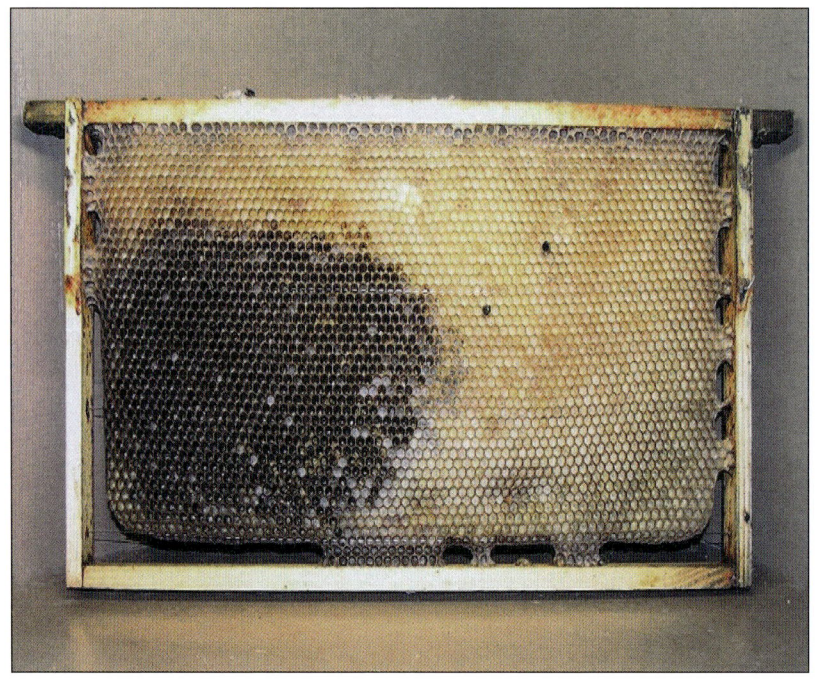

Bienenwachs, Wabe mit Rahmen

Eusserlicher brauch des Honigs. *Warmer Honig mit Sal gemma* (Stein-salz) *vermischt / und inn die Ohren gethan / ... vertreibt das sausen / und stillet den schmerzen. Das Haupt darmit gesalbet / tödtet Leuß und Niß.*

Wachs innerlich. *Wachs inn einer warmen Brüen zerlassen und ein-gedruncken / bekompt wol denen / so mit der roten Rhur* (blutiger Durchfall) *bekümmert seind. Wachs ist ein mittelmässigs ding / es zer-theilet / erweichet / seubert / heilet und erfüllet die Versehrung*

28

(Erkrankung) *der därm / unnd anderer Wunden.*

Eusserlicher brauch. *Wachs und der* **Vorstoß (Propolis)** *so vornen am eingang der Bynenfässer gefunden / auß ihnen beiden machet man Salben / Pflaster / Cerota* (Pomade) */ unnd der gleichen / ... soll man gemelt* (erwähntes) *Ceratum den Menschen so mit dem brennenden Feber beladen seind / uber jhre Brust schlagen / dann es kület die Precordia* (Organe im Brustraum) */ und leschet* (löscht) *auß alle hitz inn wenig stunden. Der vorstoß Propolis genant /... hat die krafft aller hand Spreissen / Pfeil unnd Dorn herausser zu ziehen.*

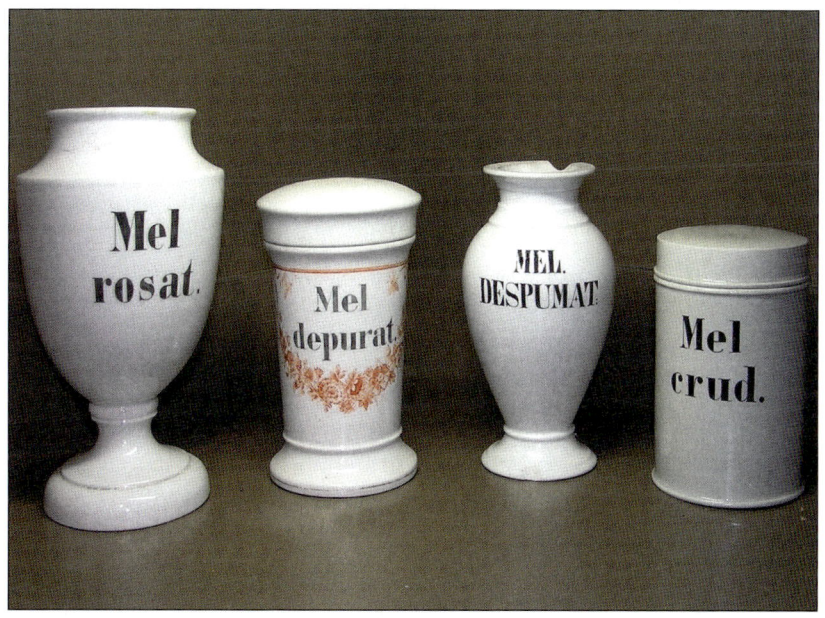

Apothekengefäße für verschiedene Honigzubereitungen,
Porzellan, Deutschland, 19. u. 20. Jh.

LONICERUS, S. 637-639   **Honig** / *Mel*
Sein Tugend und Gebrauch ist zu vielen Gebrechen edel und nützlich. ... Er befürdert auch den Harn. Mit Wasser vermergelt / wol geschäumet und eingetruncken / macht er sanffte Stulgäng. Alten schwachen Leuthen ... bekommen davon eine gute Nahrung und

frisches Geblüt / aber bey den jungen hitzigen Menschen wird der Honig bald zur bittern Gallen verwandelt...

Wer Opium hätt eingenommen oder von Schlangen gestochen / oder demselbigen vom wütenden Hund gebissen wäre / soll man auch Honig zu essen geben / dann es hilfft sehr wol / schreibt Dioscorides. Honig genossen hilfft und bekommt auch dem bresthaften (entzündeten) *Halß sehr wol, dann er miltert und erweichet die Geschwer / saubert die Wunden und fürdert sie zur Heilung. ... Warmer Honig mit Salgemmae* (Steinsalz) *vermischt / und in die Ohren gethan / vertreibt daß sausen / und stillet den Schmertzen. Das Haupt damit gesalbet / tödtet Läuß und Niß. Man macht auch viel nützlichet Arzneyen auß dem Honig / zu den tuncklen Augen* (Sehschwäche) */ dann er reinigt und vertreibt alles / was das Gesicht verfinstern kan. Zu allerley Wunden / Schrunden und Flecken / mag man Honig gebrauchen / dann er säubert / reinigt und hefftet das abgeschelte Fleisch zusammen. Und ist in summa* (insgesamt) *ein sehr gut nützlich Ding / zu vielen Gebrechen. ...*
*Mit **Honigwasser** (Honigdestillat) das Haupt offt gewaschen und gerieben / macht schöne lange Haar.*
*Das beste **Wachs** ist Geelroth* (gelbrot) *... es ist ein mittelmässig Ding / zertheilt / erweicht / säubert / heilet und erfüllt die Versehrung* (Erkrankung) *der Därm und anderer Wunden mehr. Zehen* (10) *Wachskörnlin in der Grösse als Hirsen eingenommen / lassen die Milch den Seugmüttern nicht gerinnen noch zu Käß werden. Es werden auß dem Wachs vielerley Salben / Pflaster und Cerota und dergleichen bereitet. Der **Vorstoß** oder Beth ist das Wachs / welches die Bienen innwendig vor das Loch umher machen / das es ein Festung ihres Eingangs sey / daher es auch den Nahmen hat. Und von den Griechen auch auß gleicher Ursach Propolis quasi praemunitio, das ist / ein Vorbau / genannt wird. ... Es Zeucht* (zieht) *allerhand Spreissen* (Splitter) */ Pfeil / und Dorn auß dem Leib herauß. Ein **Dampf oder Rauch aus Vorstoß** gemacht / und in Halß empfangen / vertreibt den langwirigen alten Husten.*

SCHRÖDER, S. 1367-1372   *Die **Bien***
ist ein honigmachendes Vögelein / lebet von dem Safft der Blumen / In

Apotheken hat man 1. Die Bienen. 2. das Honig. 3. das Wax. 4. den Vorstoß.
*1. Wann man die **Bienen** dörret / und den Ort / wo das Haar ausfället / damit schmieret / so machen sie solches wieder wachsen.*

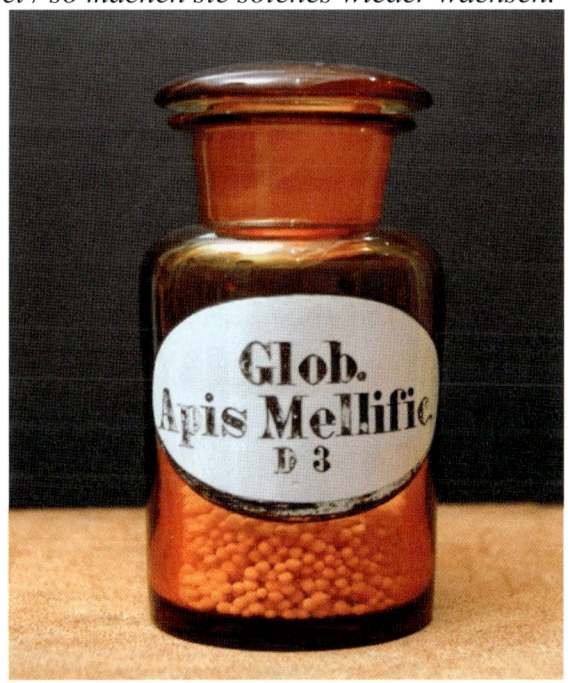

Apothekengefäß für homöopathische Bienen-Globuli
Glas, 20.Jh. Deutschland

*2. Das **Honig**... nähret / abstergiret* (reinigt) */ eröffnet / tauget der Lungen / treibet den Harn / heilet den Husten / widerstehet der Fäulung / **eusserlich** zertheilet es die Tunckelheit der Augen* (Sehschwäche) */ und tauget vor andere Zufäll. 3. Man solviret* (löst) *das **Wax*** (Wachs) *in Spir. Vin.* (Weingeist) *filtrirets / daß es im Papier wie Butter bleibe / dieses süsset man ab, es tauget sehr wol in der rothen Ruhr* (blutiger Durchfall).
*4. **Propolis**,* (auch Vorstoß oder Bienenhartz genannt) */ der gelbe / wolriechende /... ist vor andern zu erwehlen / er wärmet /... abstergiret* (reinigt) */ ziehet die Spitzen und andere Sachen aus dem Leib / kochet das harte / lindert die Schmertzen / heilet die verzweifelt böse Ge-*

schwär / tauget in allen Husten / wann man damit räuchert.

Das **Honig** *ist denen hitzigen* (fiebrigen Entzündungen) *Lebern und Leibern nicht nützlich / weilen es gar leichtlich zu Gallen* (bitter) *wird. Blähet das rohe Honig den Magen auf / machet Husten / ...*

und erwecket einen Eckel. **Honigwasser / Spir. und Oel***... heilen die blauen Augen / und Stahren / machen die Haar wachsen / ziehen den Corallen ihre Tinctur aus. Innerlich eröffnen sie die Verstopfung / treiben den Harn / und zermalmen den Stein.* **Das Oel ...** *vor Schußwunden und böse Geschwär sehr wol tauget. Es stillet auch die podagrischen Schmertzen* (Gichtanfälle) *insonderheit / zertheilet die Flecken im Angesicht mit Campher-Öl. ... in Spiritus gelöste* **Wax** *tauget sehr wol in der rothen Ruhr* (blutiger Durchfall).

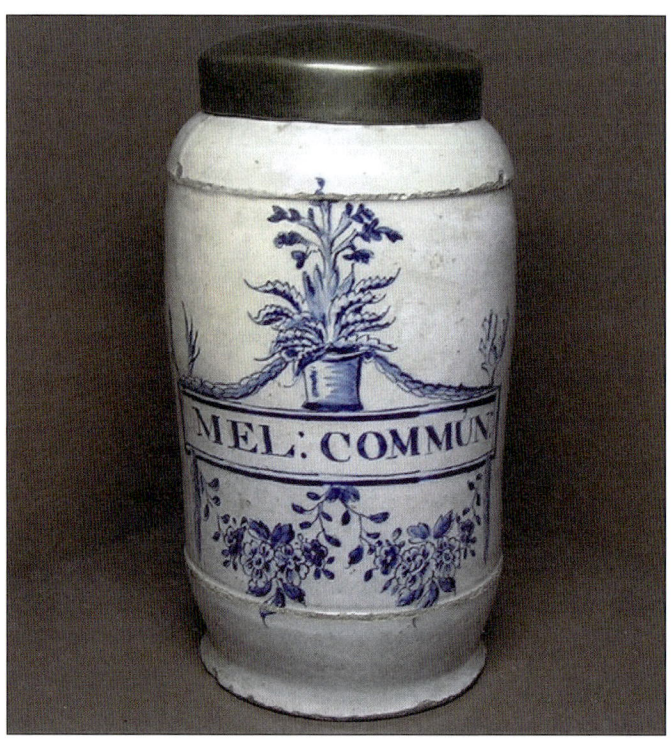

Apotheken-Vorratsgefäß für Honig,
Fayence mit Messingdeckel, Niederlande 19. Jh.

Der gelbe / wolriechende Vorstoß oder **Propolis** */ ist vor andern zu erwehlen / ziehet die Spitzen und andere Sachen aus dem Leib / kochet
das harte / lindert die Schmertzen / heilet die verzweifelt böse Geschwär / tauget in alten Husten / wann man damit räuchert.*

POMET, S. 535-548   *Die* **Bienlein** *oder Honigfliegen
sind kleine Thierlein, deren Natur und Klugheit ebenso verwun-
derbarlich, als nöthig ihre Arbeit ist, denn sie geben uns Honig ... und
Wachs. Uberdiß distillieren wir auch aus dem* **Honig** *ein Wasser, Geist
und Oel, ... welche alle mit einander die Haare wachsen machen, und
die Flecken des Gesichts vertreiben sollen. ... Das gelbe* **Wachs** *wird
starck zur Artzney gebraucht, denn es den Pflastern und Salben ihre
gebührende Dicke giebet ...*

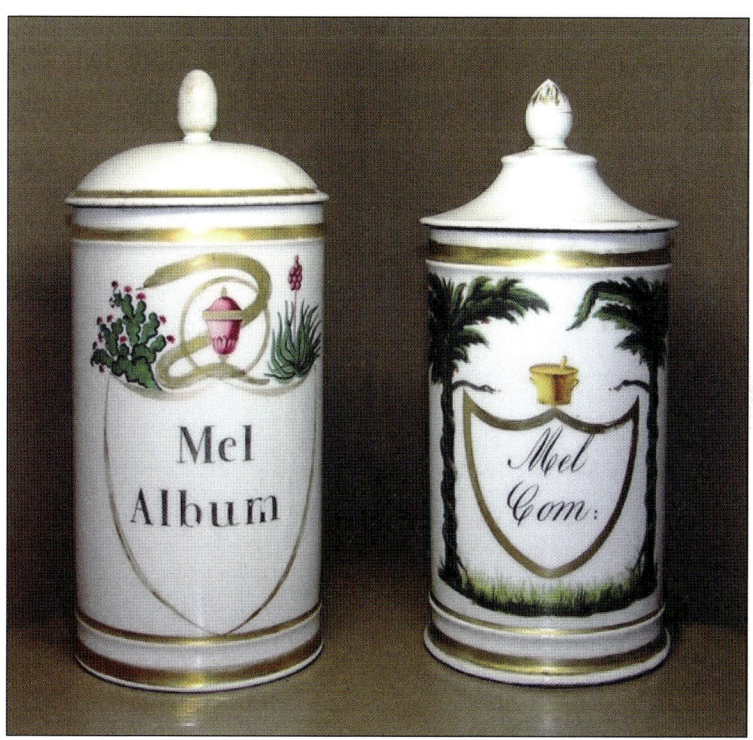

Apothekengefäße für Honig,
Porzellan, Frankreich 19. Jh.

33

*Das **Oel vom Wachse** soll gut zu denen Frostbeulen seyn, insonderheit, wenn sie aufgesprungen, wie auch zu anderen dergleichen Kranckheiten mehr ... Das rothe Wachs, Stopfwachs oder **Propolis** genannt ist ein herrliches remedium* (Heilmttel) *für die Zufälle der Nerven* (Nervenentzündungen).

HAGER, 1878, Bd.II. S. 437
*Obgleich der **Honig** kein Medicament ist, wenigstens nicht mehr wie der Zucker, so hat sich dennoch der Glaube der Aerzte einer früheren Zeit bis heute einigermassen conservirt. Man hält ihn innerlich genommen für ein mildes Laxativum* (Abführmittel) *und Antiphlogisticum* (Entzündungshemmer), *äusserlich ein die Geschwüre reif, die Haut weich und zart machendes, die Wunden heilendes Mittel. Meist dient es als angenehmes Vehiculum* (Wirkstoffträger) *der Arzneikörper. Vorwachs, auch **Propolis** genannt, ist in dem Pulver Mixtura antidiarrhoica enthalten, das sich besonders bei Durchfall der Kinder bewährt hat.*

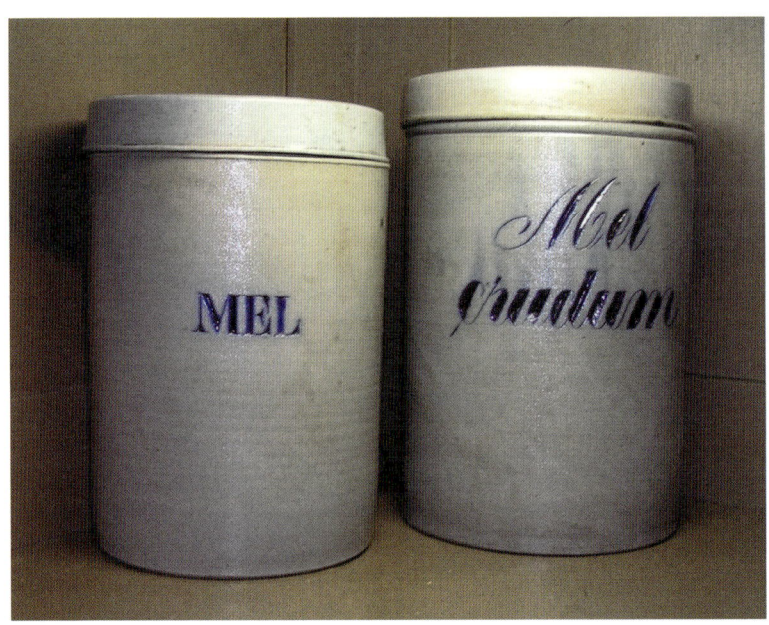

Apotheken-Honiggefäße
Salzbrand/Steingut, deutsch 20. Jh.

HEINIGKE, S. 71   *Apis - Biene*

Zu berücksichtigen bei fieberhaften und fieberlosen Krankheiten wie:
Nesselausschlag, Gesichtsrose, rheumatischen Affektionen, ... Zungen-
entzündung und des Gaumens, diphterischer Rachenbräune, Katarrh
der Schleimhaut des Magens und Darmkanals, bei Nieren- und Blasen-
katarrh, Wassersucht, entzündeten Eierstöcken und Gebärmutter, ...
Menstrualblutungen in den ersten Monaten der Schwangerschaft mit
Neigung zu Abortus (Fehlgeburt), *ausserdem bei Augenlid- und Binde-*
hautentzündung und Trübungen der Hornhaut.

DHU, S. 46   (Die ganze) *Biene*

Akute und subakute Entzündungen der Haut und Schleimhäute,
entzündliche Wasseransammlungen, Gesichts- und Wundrosen, Nessel-
ausschläge, beginnende Zellgewebsentzündungen, Geschwüre, Fieber,
Scharlach, Hitzschlag, Hirnhautentzündung, Wassersucht, Gebärmut-
terzysten.

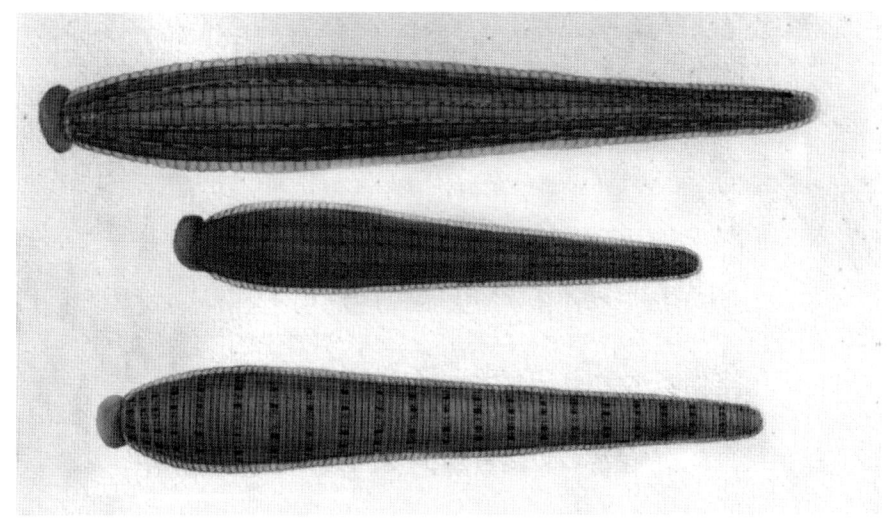

Blutegel (Abb. BRANDT)

BLUTEGEL
Hirudines, Sanguisaga

Die Blutegelbehandlung wurde schon seit vielen Jahrhunderten bei zahlreichen Erkrankungen mit Erfolg eingesetzt. Sie findet immer noch Anwendung. Blutegel können beim Saugen bis zum fünf- bis sechsfachen Ihres Eigengewichts aufnehmen, wobei die abgesaugte Blutmenge deutlich höher ist, da das abgesaugte Blut schon beim Saugen eingedickt wird. Die Blutegeltherapie soll zu verschiedenen positiven Ergebnissen führen: 1. Es findet ein Aderlass statt, der (zumindest kurzfristig) den Blutdruck senkt. 2. Substanzen, die im Speichel des Blutegels enthalten sind (Hirudin), gelangen beim Biss ins Blut und machen es flüssiger. 3. Es wird dem Körper Blut entzogen, was zur Entgiftung beitragen soll. Hirudin hemmt zudem die Gerinnung, wirkt krampflösend, erweitert die Gefäße und verringert damit die Thrombenbildung (Pfropfen). Auch bei Venenentzündungen hat die Blutegeltherapie gute Erfolge erzielt. Bei kleineren Transplantationen und Hautübertragungen sorgen die Wirkstoffe im Egelspeichel für eine bessere Wundheilung und setzen die Möglichkeit der Abstoßung des Plantats deutlich herab.

Eine Blutegelbehandlung bei Arthrose der Gelenke führte nach Studie der „Karl und Veronika Carstens-Stiftung" 2004 zu größerer Schmerzlinderung als die Behandlung mit Diclofenac Salbe.

SCHRÖDER, S. 1273, 1379   *Blutegel, Sauegel.*
Neun grosse können durch Saugen ein Pferd tödten / weßwegen man sie auch Roß-Egel nennet. Damit ziehet man das Blut aus / haben also mit denen Schröpf-Köpfen einerley Gebrauch. / ... Den Ort wohin mans setzen will / reibet man mit Salpeter / Blut / oder Tohn / will mans wieder hinweg haben / so streuet man ein wenig Saltz oder Aschen darauf.

BRANDT, Bd.II, S. 290   *Sanguisuga officinalis,*
Officineller Blutegel. Die Egel dienen, wie bekannt, langsam Blut zu entziehen und werden besonders bei mehr localen entzündlichen Affec-

tionen, hitziger Hirnwassersucht, Augenentzündungen, Bräune, Leber-entzündung, Entzündungen innerer Organe überhaupt, ebenso auch bei Entzündungen äußerer Organe, bei zur Gewohnheit gewesenen unter-drückten Blutflüssen, bei Congestionen (Stauungen) *u.s.f. gebraucht.*

HEINIGKE, 1902, Bd.II, S.15   ***Blutegel,*** *Hirudo.*
Bei Entzündungen aller Art, wo Blutstockungen zu heben sind, beson-ders bei entzündlichen Leiden am Kopfe, bei Quetschungen, Hämor-rhoiden; doch lasse man die Entscheidung dem Arzt.

BUSSARD
siehe Habicht

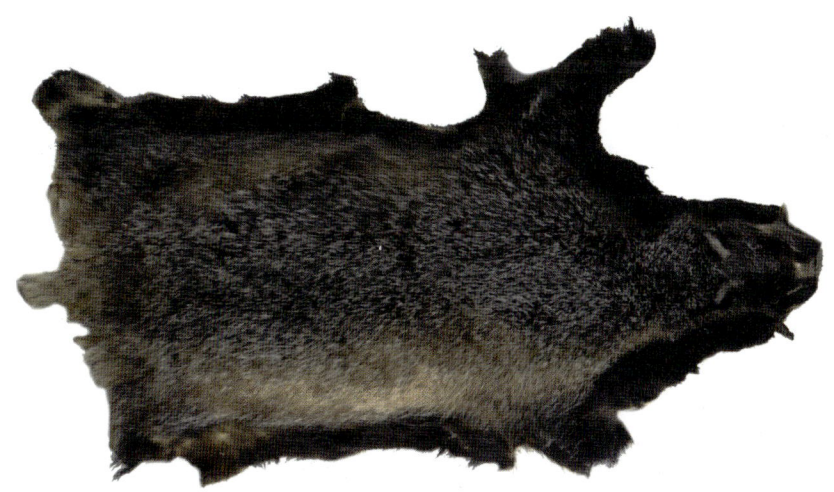

Dachsfell, Präparat

DACHS
Meles

LONICERUS, S. 617   ***Dachs****, Meles. ...*
Die Schenckel aber auf der lincken Seiten sind etwas kürtzer als die auf der rechten / derowegen sie mit denen auf der rechten Seiten ge-

*meiniglich in den Forchen oder Waggleisen laufen / damit sie denen auf
der lincken in der höhe gleich seyen. … Sein **Schmaltz** dienet zu der
Nieren Wehetagen / und zu vielen andern Dingen.* **Dachsenblutwasser**
in Hundstagen (besonders heiße Tage in der Zeit vom 23. Juli bis 28.
August) *destilliert / ist gut für die Pestilentz.*

SCHRÖDER , S. 1330

*In Apotheken hat man 1. Den gantzen verbrannten Dachs, 2. Das
Geblüth, 3. Das Fett.*
*1. Der **gantze Dachs** / zu Aschen gemacht wird glücklich gebrauchet
bey denen Lungensüchtigen / die Blut auswerffen. 2. Das **Geblüth** /
wann mann selbes pulvert / tauget vor den Aussatz / wann mans aber
destilliret / so nützet es in der Pest. 3. Das **Fett** hat man in Apotheken
vornehmlich / hilfft vor Nirnschmetzen / die vom Stein herrühren /
mildert die Fieber-Hitz / tauget in Contracturen* (Bewegungseinschrän-
kungen der Gelenke) */ und Schwachheiten der Glieder (mit Wolffs-
oder wilder Katzen-Fett).*

POMET, S. 526

*wir verkauffen auch **Dachsfett**, weil es ein gar herrlich Mittel ist wider
die Nierenbeschwerung und Hüfftweh.*

HAGER, 1925, Bd.I, S. 275

erwähnt das **Dachsfett** bei der Untersuchung der Fette auf ihre
Abstammung und Unverfälschtheit.

DOHLE

siehe Rabe

DORSCH

siehe Fisch

EICHELHÄHER

siehe Rabe

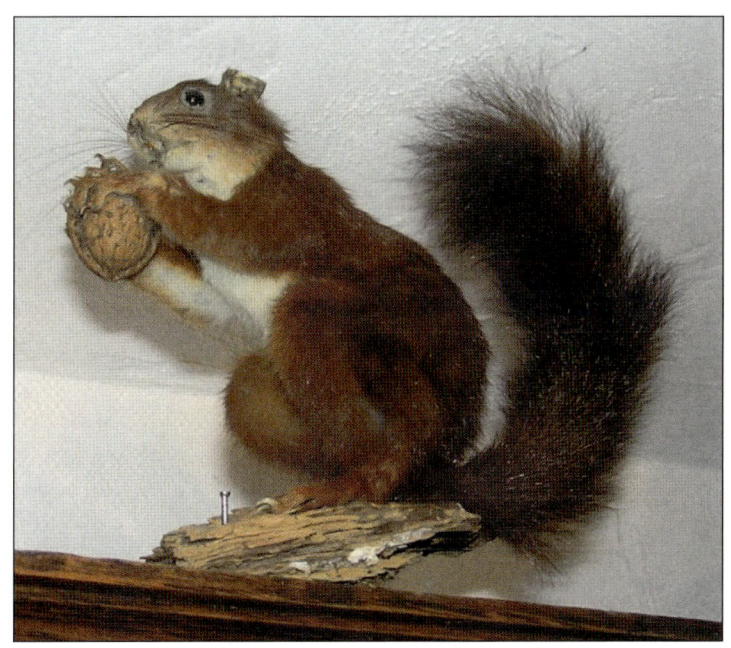

Eichhörnchen, Präparat

EICHHÖRNCHEN

Sciurus

SCHRÖDER, S. 1321

*Allhier soll man auch des **Eichhörnichens** gedencken / weil es gleichfalls zur Artzney dienet. ... Ein Schmalkaldischer Seiltänzer hat auch den stärcksten und alten Schwindel mit dem **Gehirn eines Eichhörnichens** geheilet / indem ers nemlichen nach Belieben zu essen gegeben / denn es hilfft gleich / und läst ihn nicht wiederkommen. So geben auch die Jäger um S. Bernhards Berg ihren schwangern Weibern das **Fleisch** von ermelten (erwähnten) Thierlein zu essen / daß / wo sie Knäblein tragen / selbe die Gebürg desto hurtiger besteigen möchten.*

LONICERUS, S. 616

*Es werden diese **Thierlein** etwann auch gebrahten und zur Speise gebraucht.*

PAULINI, S. 8-9 *der **Koth der Eichhhörnlein,** fein pulverisirt, deß Morgens in Feld-Poley* (Flohminze) *eingenommen, ... bei Schwindel sehr gut empfunden. /... Der brauchte aber nichts mehr als das Pulver von einem gantz rothen Einhörngen, und lieber vom Weib als vom Mängen, eines Ducaten* (Goldmünze, auch Gewicht, ca. 3,4 g) *schwer alle Morgen in Wein oder Bier genommen.*

In der Volksmedizin wird der gebratene **Magen** des Eichhörnchens bei Magenbeschwerden gegessen.

EINHORN

Unicornum, siehe Wal

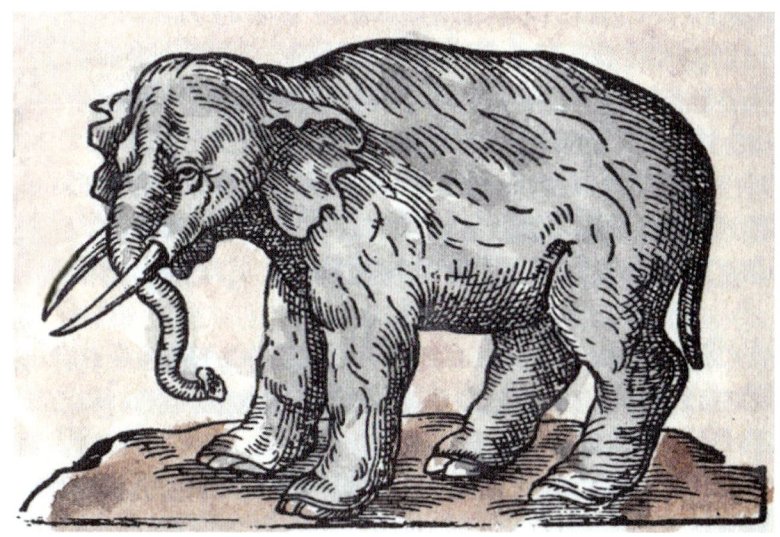

Helffant, Elefant (Abb. LONICERUS)

ELEFANT

Helffand / Elephas / Elephantidae

SCHRÖDER, S. 1283 *Elephant, Elephas.* *In Apotheken hat man nur dessen **Zähn** / in gemein Helffenbein genannt. Solches kühlet und tröcknet gemässigt / adstringiret* (zieht zusammen) / *incidiret* (zieht in die Haut ein) / *stärcket die Lebensglieder /* *stillet den weißen Weiberfluß / tauget vor die Geelsucht* (Gelbsucht) / *treibet die Würmer aus / ... ist gut in langwirigen Verstopfungen / vertreibet den Magenschmertzen u. Schwachheit / ... hilfft vor die schwehre Noth* (Fallsucht, Epilepsie) / *vertreibet die Melancholie* (Traurigkeit) / *... wiederstehet der Fäulung und dem Gifft. Man gebrauchet solches gefeylt in Infusionen* (Teezubereitungen) / *und giebet auch das Pulver in der Substanz. Gebrannt Helffenbein ... wann mans mit bereiteten rothen Korallen und dem Gebeinlein aus dem Hirschhertzen vermischet / so stärcket es die Frucht im Leib / und verhüt das abortiren* (Fehlgeburt).

LONICERUS, S. 612   *Das **Blut deß Helffanten** /*
*allermeist der Männlin / stillet den Fluß deß Harns. Der Bauch deß-jenigen / so das Fieber hat / mit dem **Elephantenkoth** beräuchert / und gewärmt / dienet und hilfft ihme fast wol.*

***Elephantenzahn** / Helffenbein / Ebur: Von diesem Zahn Pulver geschabt / und dasselbige mit Rosenöl / der Salben Populeonis* (Pappelsalbe), *und ein wenig Wachs vermischt / und ein Pflaster darauß gemacht / heilet die Geschwer in der Wurtzel deß Nagels an Füssen oder Händen / genant der Wurm / darüber gelegt.*

Mit diesem Pulver das Haupt gezwagen (gewaschen) / *macht Haar wachsen. Eines Elephanten Bein gepulvert / und mit Bockshorn* (Klee) *eingenommen / zerbricht den Stein in Lenden und Blasen / ohn allen Schaden und Wehethumb* (Krampf-Schmerz). *Diß soll geschehen drey mahl nach einander.*

DIOSCORIDES, S. 453   *Elephantbeyn / Ebur*
Die Feilspäne oder Puluer deß Helffandtsbeyn obergelegt / heylen die Finger Geschwere / so an den Wurtzeln der Nägel erwachsen. Das Helffandtbeyn hat eine krafft, damit es zusammen zeucht.

41

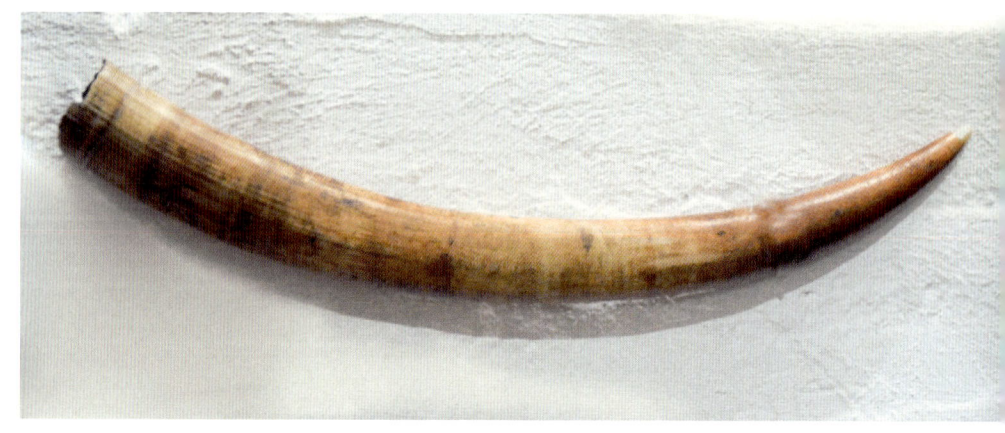

Elefanten-Stoßzahn, Elfenbein, Präparat

Bei **PAULINI**, S. 165, wird eine Latwerge (teigartiges Mus als Arzneiträger) zur Behandlung der roten Ruhr (blutige Durchfallerkrankung) präpariert (zubereitet), in die gebranntes Elfenbein gegeben wird.

POMET, S. 499, 500
*auch daß die Zähne das wahre **Elffenbein** seyn, darauß ... ein Haufen Artzneymittel bereitet werden. Aus dem Helffenbein wird ein Geist und flüchtiges Saltz durch die Retorte* (Destillierapparat) *getrieben, welches letztere in Hertz- und Hauptkranckheiten hoch gehalten wird.*

GESNER, S. 179, 188   *Von dem **Helfanten**. Elephas*
& Elephantus. Helfant.   *Dahero Becherus:*

Das ungeheure Thier / der große Elephant /
Der geht mit Helfenbein der Artzeney zur Hand.
Eine halbe Drachmem man darvon gibt am Gewicht /
Es stärckt die Därm / vertreibt die Würm wie auch das Gicht.

In der Volksmedizin gilt Elfenbeinpulver als Aphrodisiacum (Sexualität anregendes Mittel).

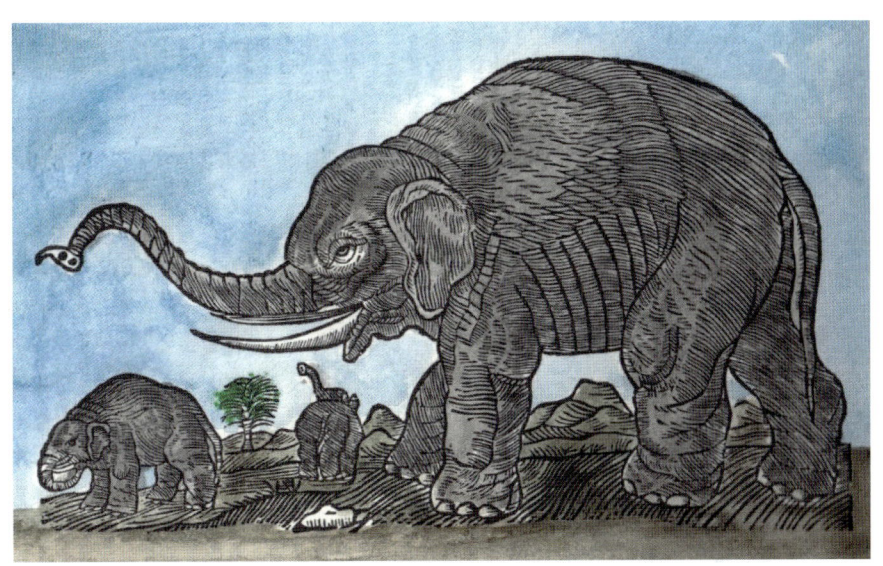

Elefant (Abb. GESNER)

ELSTER

siehe Rabenvögel

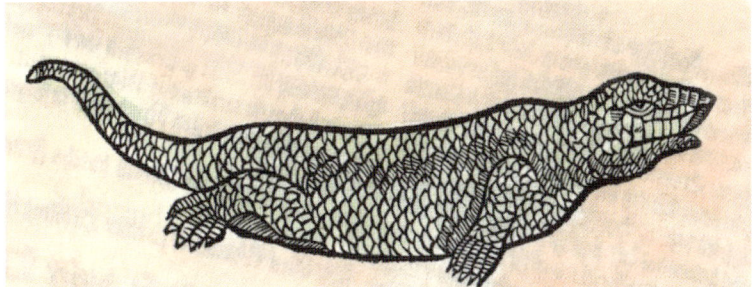

Erdkrokodil (Abb. GESNER)

ERDKROKODIL, MEERSTINZ

Skink, Stinz, Scincus, stinctus marinus, Stinkmarin

Nordafrikanische, bis zu 25 cm lange Eidechsenart, auch Stinkmarin, Stinkmarie oder Stenz genannt. Sie wurde früher, getrocknet auf Lavendel, in Apotheken geführt.

Sie stand im Volksglauben als Aphrodisiacum und als kräftigend wirkendes Mittel bei verschiedenen Krankheiten in großem Ruf.

GESNER, S. 365-366 *Scincus.*

Eine frembde Art des Eydexen. Crocodilus terrestris, ein Irrdischer Crocodil. Etliche Artzney-Mittel / so von diesen thieren gebräuchlich. Das **Fleisch** *dieser Thiere wird gebraucht zu etlichen der edelsten Artzneymitteln / als zu Mithridat* (Gegengift) *und der gleichen. Wird auch gemischt unnder die Artzneyen / so zu der kalten Gebrechen der Nerven bereitet werden. ... Das Fleisch dieser Thiere / es sey frisch oder gedörrt / soll eine sonderbare Krafft haben / das männliche Glied auffzurichten / und zur Unkeuschheit zu reitzen. Die* **Nieren** *dieser Thier machen fruchtbar. Die* **Gall** *von diesen Thieren mit Honig gemischt / ist eine bequeme Artzney zu den Flecken und dunckelen Augen* (Erblindung).

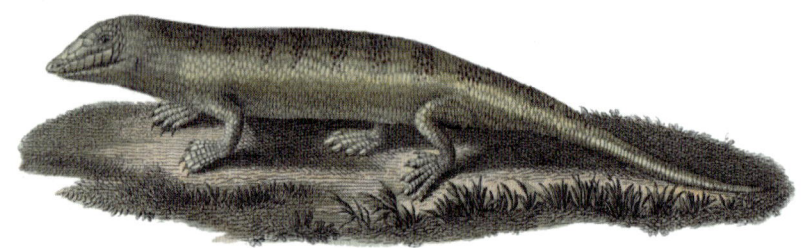

Erdkrokodil (Abb. BRANDT)

DIOSCORIDES, S. 45 *Erdt Crocodil / scincus.*

... von welchem gesagt wird / daß sein **Fleisch nächst den Nieren** */ eines Quintlin schwehr getruncken / die Krafft habe ein Lust und Begierde zur Unkeuschheit zu erregen ... / man vermischt sie auch in die Artzneyen / welche wider gifft unnd andere innerliche fehle einzunemen sindt.*

BRANDT, Bd. 1, S. 170   *Scincus officinalis,*

Offizineller Skink. Die Skinke galten früher als ein wichtiges Mittel gegen die heterogensten (verschiedene) *Krankheiten. Besonders standen sie als Aphodisiacum in großem Ruf, und zwar schon zu Dioscorides Zeiten.*

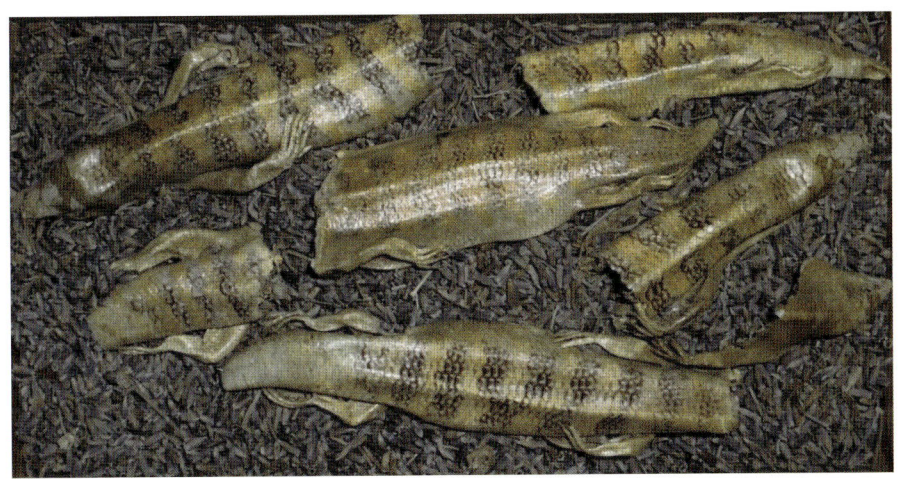

Erdkrokodil, getrocknet auf Lavendelblüten

Avicenna empfahl sie gegen den Torpor (Starrezustand) *der Nerven.* **Skingenblut** *soll die Hautflecke vertilgen (Galen, Plin.), die Klarheit des Gesichts* (Sehfähigkeit) *schärfen und die Augennarben* (Hornhauttrübungen) *verbessern. Das* **Fett** *wird von Rhases gegen Nierenschmerz und von Galen als Aphrodisiacum empfohlen. In besonderem Rufe standen die* **Theile aus der Nierengegend** *und die* **Schwänze.** *Dann wurde ebenfalls die* **Galle** *und* **Haut** *angewendet. Den* **Koth** *lobte Serapio gegen Fallsucht.*

HAGER, 1876, Bd.II., S. 1054   *Stincus, Scincus officinalis.*
Der Stink, Meerstinz, wird noch in einigen Gegenden Deutschlands vom Landmann als Aphrodisiacum (Sexualstimulans) *bei Stuten und Kühen angewendet. Eine Dosis zum gewohnten Preis von 0,25 Mark ist gewöhnlich gleich 1,5Grm. Eine besondere Wirkung auf die Geschlechtssphäre liegt nicht vor.*

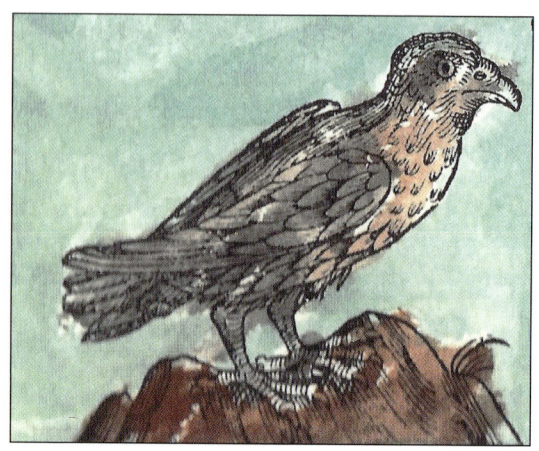

Falke (Abb. LONICERUS)

FALKE

Falco

PAULINI, S. 43   *...bei der Behandlung der tuncklen Augen* (Seh-störungen). *Falcken Koth mit Fenchelsamen vermengt. ... von jenem nahm er ein Quintlein* (ca. 3,7 g), *und von diesem halb so viel, wusche es zusammen, und streute alle Morgen etwas in die Augen-Winckel, davon er sich überauß wohl befand.*

FISCHE

Pisces

Barsch, Dorsch, Forelle, Hai, Hecht,

Katzenhai, Lachs, Schellfisch, Seeteufel

DIOSCORIDES S. 450   *Frische* ***Fischbrüh*** */ Piscium recentium ius. Die* ***Brüh der frischen Fisch*** */ allein oder mit Wein getruncken / treibt den Stulgang .*

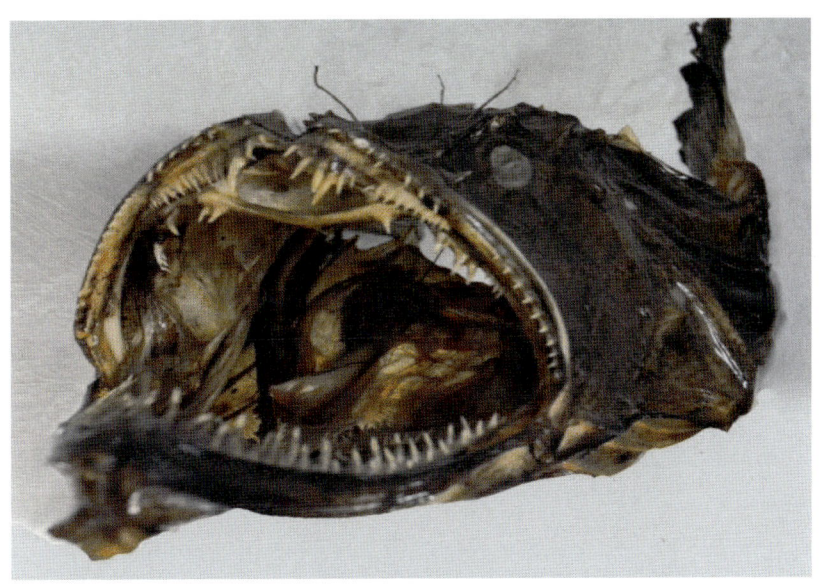

Seeteufel, Präparat

BOCK, S. 437 (Forelle)

Bachfischlein sawr (sauer) *mit Essig abgesotten / bekommen wol den hitzigen Cholerische Febricanten* (Fieberkranke) */ und Gälsüchtigen* (Gelbsucht) *Menschen / inn der Speiß genossen. Fischbrüe die noch frisch ist / gedruncken / treibet den verstandenen* (gehemmten) *Stülgang.*

In der Volksheilkunde nimmt man von diesen und weiteren Raubfischen die spitzen Zähne, verreibt sie zu Pulver und gibt sie bei starken stechenden Schmerzen (Seitenstechen, Kopfschmerzen) und zum Zahnen der Kinder. Nach der Signaturenlehre galt das auch für Bären-, Fuchs- Hunde-, Katzen-, Wolfs-, sowie für weitere spitze Tierzähne, die bei einem Biss starke, stechende Schmerzen zufügen konnten.

Aus den **Lebern** verschiedener **Haiarten,** früher aber auch vor allem vom **Lachs, Dorsch** und **Schellfisch,** wurde **Lebertran,** lat. Oleum Jecoris Aselli, gewonnen. Lebertran enthält Omega-3-Säuren, die Vitamine A, E und C, zusätzlich Jod und Phosphor. Er wurde zur Behandlung von Rheuma, Skrofulose (Lymphdrüsengeschwür) und bis Ende der 1960er Jahre bevorzugt gegen Rachitis medizinisch eingesetzt. Lebertran wurde vor allem Kindern vorsorglich gegen Unterernährung und zur Knochenstärkung gegeben.

Der Gebrauch von Lebertran in Apotheken (bis Mitte des 20. Jahrhunderts noch in großen Mengen verarbeitet) ist heute unbedeutend geworden. Der zumeist verhasste, tranig / ranzige (nur bei zu langer Lagerung entstehende) Fisch-Geschmack wurde von industriellen Vitaminpräparaten abgelöst, zumal Studien auch auf stark ansteigende Umweltschadstoffwerte in Fischöl verwiesen.

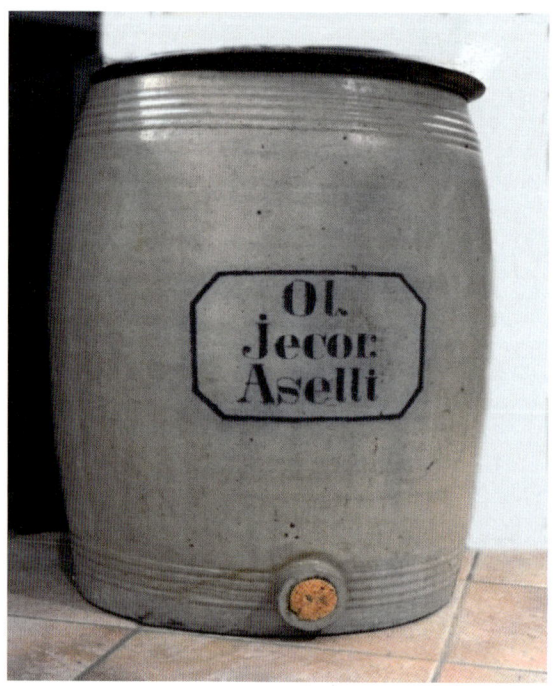

Apotheken-Lebertranfass für 120 Liter,
deutsches Salzbrandgefäß mit Holzdeckel, 20. Jh.

HEINIGKE, S. 480   *Dorsch-Lebertran,*
Oleum Jecoris Aselli. Von entschiedenem Nutzen bei allen Krankheitszuständen, bei welchen Jod-, Kalk- und Phosphorpräparate angewendet zu werden pflegen, insbesondere bei Zehrkrankheiten wie Tuberkulose, Skrofulose (Lymphdrüsengeschwür), *Blutarmut, Zuckerkrankheit, Atrophie* (Abmagerung) *der Kinder,... bei verschiedenen Hautkrankheiten und bei unterdrückter Menstruation.*

Laut einer norwegischen Untersuchung, der **HORDALAND HEALTH STUDY,** 1997 – 1999, hat die tägliche Einnahme von Lebertran bei Frauen die Sterberate allgemein um 25%, bei Depressionen um 29% und bei Lungenkrebs sogar um 45% gesenkt.

POMET, S. 615 　　　　　　　　　　　　　　　　　*Von dem **Hay***
*in seinem Kopfe wird zwey oder drey Löffel voll **weisses Hirns** gefunden, welches ein gar vortreffliches Mittel wider das Podagra (Gicht) ist, wenn es getrucknet, zu Pulver gestossen und in blancken Wein eingenommen wird.*

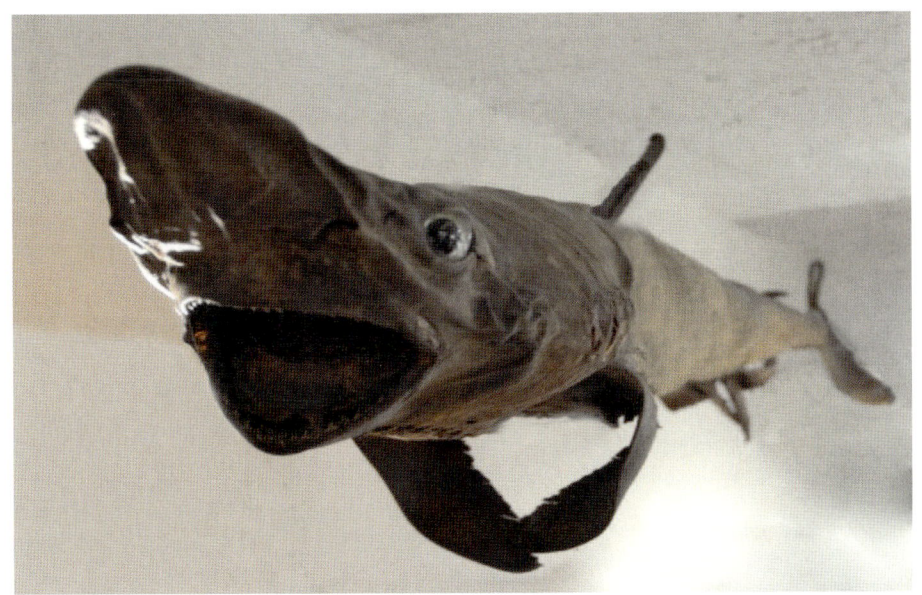

Katzenhai, Präparat

WIKIPEDIA, 2015 　　　　　　　　　　　　　　　　　　　*Hai-Öl*
*ist heute Bestandteil von pharmazeutischen Präparaten, so ist zum Beispiel **Squalen** Bestandteil des Schweinegrippe-Impfstoffs.*

*Getrocknete und gepulverte **Haifischknorpel** werden als Nahrungs-ergänzungsmittel angeboten, sie sollen bei Osteoporose, Arthritis und Verschleißerscheinungen der Gelenke helfen.*

Sie sollen angeblich Krebserkrankungen vorbeugen und sogar heilen, was aus pharmazeutischer Sicht sehr zurückhaltend zu bewerten ist.

Fischblasen wurden als Dickungs-, Bindemittel und als Pulver zum Ausfällen von Schwebstoffen in Lösungen verwendet. Sie stammten früher meist von Stör-Arten („Hausen") und werden heute zumeist von Zucht-Welsen gewonnen und noch häufig zur Beseitigung von Trübungen in der Rotweinproduktion eingesetzt.

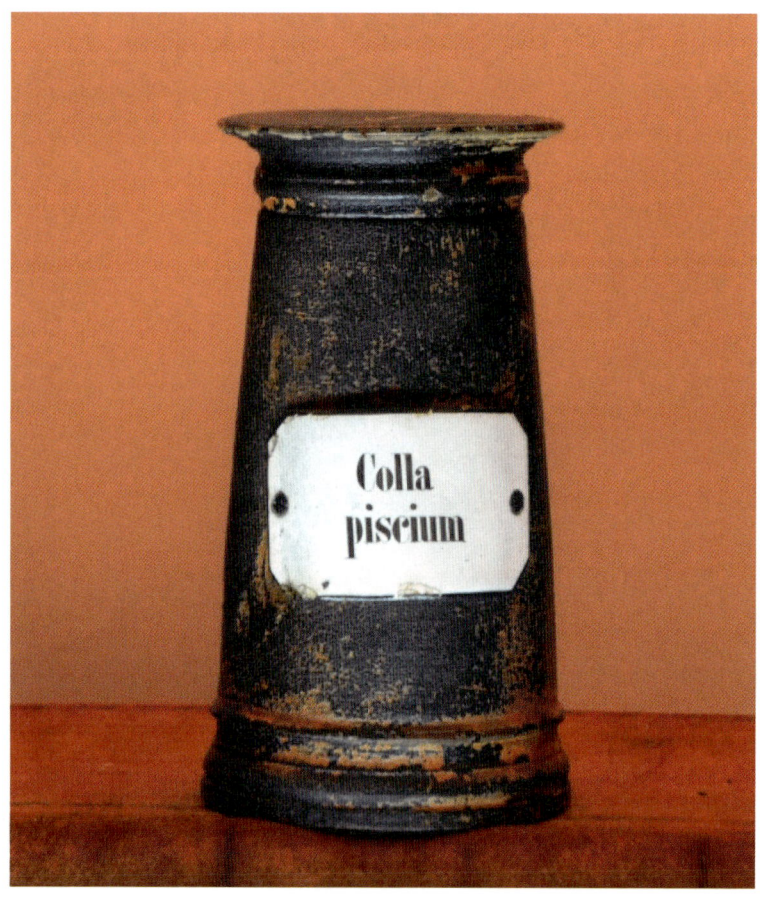

Apothekengefäß für Fischblasen
Deutschland, Buchsbaumholz, 18. Jahrhundert

FUCHS

Vulpes vulpes

POMET, S. 526

*Noch weiter verkauffen wir **Fuchsschmaltz** und die getreugte (getrocknete) **Lunge**. Das Schmaltz, weil es vortrefflich gut ist wider den Ohrenzwang, wie auch daß man denjenigen, welche die schwere Noth (Fallsucht) bekommen, die Glieder damit reibe. Die getrucknete und gepulverte Lunge aber dienet für die Lungensüchtigen und die einen kurtzen Athem haben.*

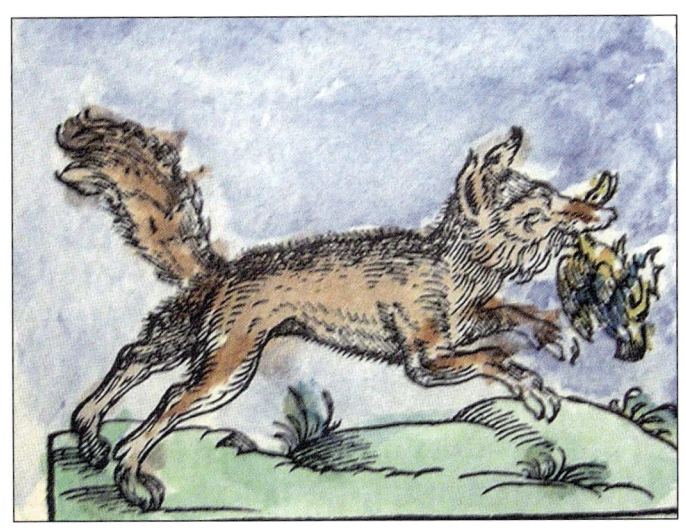

Fuchs (Abb. LONICERUS)

LONICERUS, S. 615-616   ***Fuchslungen***

*/ hat sonderlichen Ruhm in der Artzney zu den Gebreche der Lungen / ... ist sie gut den Lungensüchtigen / Item (ebenfalls) denen / so einen schweren Athem haben / und denen / so fast keichen. ... Die **Fuchsleber** dienet zu allen denen Gebrechen wie die Fuchslunge. Die Fuchsleber ist auch gut denen die einen harten und geschwollenen Miltzen haben. ... **Fuchszunge** gedörrt / an Halß gehenckt in ein seiden Tüchlin gebunden / ist gut zu den trieffenden Augen. ... Die gedörrete Fuchszunge in warmen Wein geweichet / zeucht alle Dorn / Pfeil und Stacheln auß dem Fleisch herauß. ...*

Fuchsgeylen (Hoden) *zertrieben und zertheilen die Geschwer hinder den Ohren. ...* **Fuchsblut** / *warm ein halb Hellergläßlins voll / getruncken / treibt den Stein gewaltig. ...* **Fuchsschmaltz** *ist gut den zitterenden Gliedern / für den Krampff und für das Gesücht oder Schmertzen der Glieder. ...* **Fuchsöl** *... dienet den Podagrischen* (Gichtkranken) *und den lahmen Gliedern / dem Rückenwehe / und den Nieren. ...*

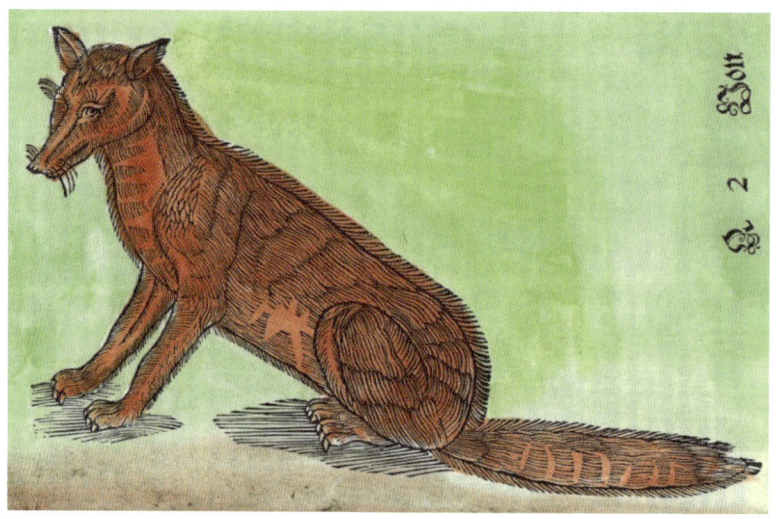

Fuchs (Abb. GESNER)

Fuchsfleisch *dienet ... denen / so einen kalten schleimigen Magen haben / den Cholerischen aber ist es schädlich.*
Der **Fuchsbalg** *ist den kalten Podagrischen und lahmen Gliedern sehr bequem.*

DIOSCORIDES, S. 451   *Ein* **Fuchs Lunge** *gedörrt unnd warm getruncken / ist gut wider den Dampff und das Keichen* (Asthma).

Füchs Schmaltz *geschmeltzt / und in die Ohren getropfft / stillet derselbigen Schmertzen.*

52

SCHRÖDER, S. 1337-1338   **Fuchs,** vulpes.

In den Apotheken hat man 1. das Fett, 2. Die Lungen, 3. Die Leber, 4. die Gallen, 5. das Miltz, 6. den Balg, 7. das Geblüth, 8. den gantzen Fuchß, 9. den Koth .

*1. Das **Fett** tauget vor die Convulsionen* (Zuckungen) */ Contracturen* (Krämpfe) *u. das Zittern / Ohren-Schmertzen / Haubt-Wunden und Haarausfallen. Die Zungen henget man an zur gesichtsschärfung. 2. Die **Lunge** heilet / abstergiret* (führt ab) */ und tauget vor die Lungen Fehler / und Engigkeit der Brust. 3. Die **Leber** tauget denen Leber- und Miltz-süchtigen / und wird wie die Lunge gebrauchet. 4. Die **Galle** tauget in Augenfellern wann man damit bestreichet. 5. Das **Miltz** hilft vor die Hartigkeit und Geschwulst des Miltzes / wann mans drauf leget. 6. Der **harige Balck** wird den erkälteten Gelencken / und durch Krankheiten vexirten* (steifen) *Gliedern glücklich überleget. 7. Das **Geblüt** tauget / wo es gedörret und zerpulvert worden / zum Nirn- und Blasen-Stein ...* (wann man einen Truck davon thut) */ oder solches der Scham oder den Nirn überleget. 8. Der **gantze** verbrante **Fuchs** oder nur dessen **Fleisch** tauget zun Brust-Krankheiten. Wann man den Fuchs in Wasser oder Oel kochet / so tauget er denen Nerven / Contracturen* (Verkrampfungen) *und Schmertzen der Gelenck wann man den krancken Ort mit wäschet. 9. Der Koth heilet die Rauhigkeit der Haut. Die gedörrte Fuchs Testicul* (Hoden) *stimulieren die Venerem* (Liebeslust), *wann man sie innerlich gebrauche.*

GESNER, S. 121, 125

Becherus schreibt von der Nutzbarkeit des Fuchses folgende Reymen:

*1. In lahme Glieder thut das **Fuchsfett** mächtig tringen /*
Das Gliederzittern stillets / un thuts zu rechte bringen.

*2. In bösen Augen dient bereitete **Fuchsgall** /*
Vor anderm lobt man sie in solchem Augenfall.

***3. Fuchslung** dieselbe thut der Menschen-Lung wol nutzen /*
Hierinnen pfleget sie die andre Thier zu trutzen.

***4. Fuchsleber** soll man auch zum zarten Pulver machen /*
Die Leber hilffts / und thut die Milzschwachheit verlachen.

5. *Fuchs-Miltz dem Menschen-Miltz / thuts man überschlagen /*
Desselben Härtigkeit kann es bald verjagen.
6. *Fuchsbalg / wie auch die Haar / die pflegt man aufzulegen /*
Falls sich das Reissen in den Gliedern thut erregen.
7. *Fuchskoth den pfleget man mit Essig aufzuschlagen /*
Er thut die Fäuligkeit / die Krätz und Grind verjagen.
8. *Fuchsblut ein Becherlein früh nüchtern eingenommen.*
Hilfft diesem / der da hat Sand/Grieß und Stein bekommen.
9. *Man pfleget auch den Fuchs in purem Oel zu kochen /*
Es stärkt die Nieren / so man sie schmiert etlich Wochen.

HAGER 1925, Bd. I, S. 275
beschreibt **Fuchsfett** bei der Untersuchung der Fette auf ihre
Abstammung und Unverfälschtheit.

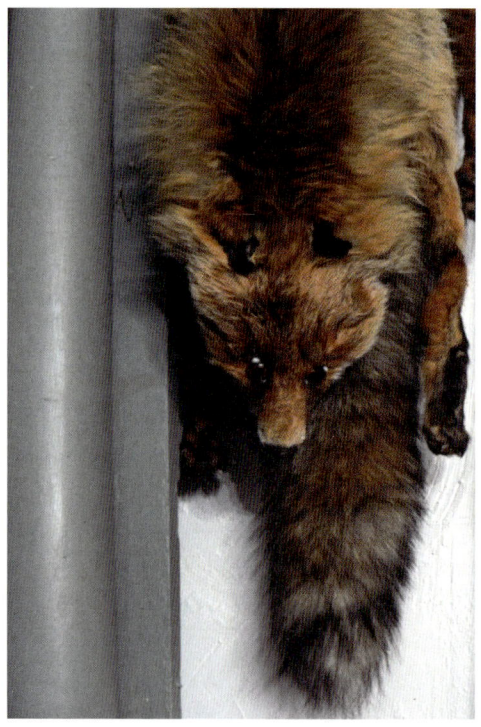

Fuchsbalg, Präparat

54

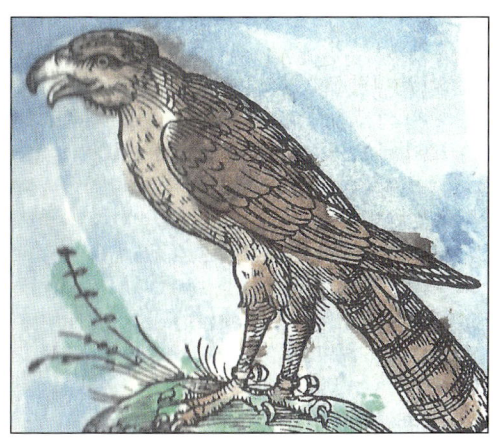

Habicht (Abb. LONICERUS)

HABICHT und BUSSARD

Buteo, Accipitridae

PAULINI, S. 43   *Peter Simon Rubber zu Königsberg in Preussen mengte **Habichts-Koth** und gebrannte **Schwalben-Köpffe** zusammen, that etwas Honig und machte ein Augensälbgen drauß gegen tunckle Augen* (Sehschwäche).

SCHRÖDER, S. 655, 1338-1339   ***Habich** (Accipiter)*
Der Habich in Rosenoele gekocht / ist gut zu allen Gebrechen und Masen (Verletzungen) *der Augen / darauf gestrichen. Deßgleichen auch sein **Koth** und Mist mit Honig vermengt.*
Habichs Koth mit Honig vermischt / läutert (reinigt) *die Augenflecken / und machet die Augen klar. In Apotheken hat man 1. Den gantzen Habich, 2. Das Fett, 3. Den Koth.*
*1. Der **gantze Habich** tauget vor die Augenfehler (wann man ihn in Oel kochet und damit das Aug schmieret). Dergleichen ist auch zum 2. vom **Fett** zu verstehen / welches überdass auch die Hautfehler verbessert / wann mans mit Oel gebrauchet. 3. Der **Koth** soll so sehr hitzig* (ätzend) *seyn / daß ihn auch Galenus deßwegen aus der Artzney ausgemustert / doch gebrauchen ihn etliche in denen Augenfehlern / etliche zur harten*

Geburt (wann man ihn vor sich giebt oder damit räuchert). Hip. und Plin. (Hippokrates und Plinius) *gebrauchen ihn zur* (gegen) *Unfruchtbarkeit.*

In der Homöopathie wird **Habicht-Muskelgewebe** heute noch eingesetzt.

HAI

siehe Fische

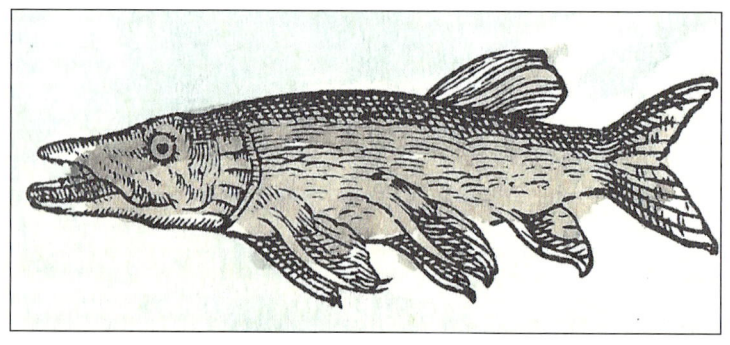

Hecht (Abb. LONICERUS)

HECHT

Lucius

LONICERUS, S. 695   *Deß **Hechts Backenkiebel** / und andere Gebein im Haupt / werden gestossen / und für den Stein / und Seitenstechen gegeben. Den Rögner* (Rogen) *in den Hechten wirfft man hinweg / denn er bringet den Durchlauff* (Durchfall).

SCHRÖDER, S. 1361-1362
Hecht Lucius. *In Apotheken hat man 1. die Gallen, 2. das Hertz, 3. den Küfer, 4. Das kreuzgeformte Beinlein, 5. das Fett, 6. die Eyer.*

*1. Die **Galle** soll das Fieber vertreiben... Eußerlich tauget sie in Augenflecken / und blödem Gesicht* (hoch fiebernd bedingtes Schielen). *2. Das **Hertz** isset man gleichfalls wider die Fieber paroxysimos* (steigernde Fieberschübe). *3. Der **Küfer*** (Kiefer) *tröcknet / abstergiret* (führt ab) */ wird deswegen gebraucht im Seitenstechen / er tauget überdas samt denen an der **Haupt-Beinlein*** (Knochen) *im Stein / weissen Weiberfluß / und der harten Geburt.*

***Eusserlich** stillet die Asche davon das Gliedwasser* (Schwellung an den Gelenken) */ reinigt die alten Wunden und tröcknet die Hämorrhoiden. 4. Das **kreutzgeförmte Beinlein** ... gebrauchen ihrer viel wider die schwehre Noth* (Fallsucht, Epilepsie). *5. Das **Fett** ist ein gemeines Mittel / und schmieret man selbes an die Fußsohlen und Brüstlein der Kinder / zur Hintertreibung der Catarren* (Schleimhautreizung) *und Stillung des Husten. 6. Die **Eyer** purgieren* (reinigen, führen ab) *oben und unten, weswegen sie auch der gemeine Mann gebrauchet. Das destillierte **Hechtgallen-**Wasser tauget vor die Augen.*

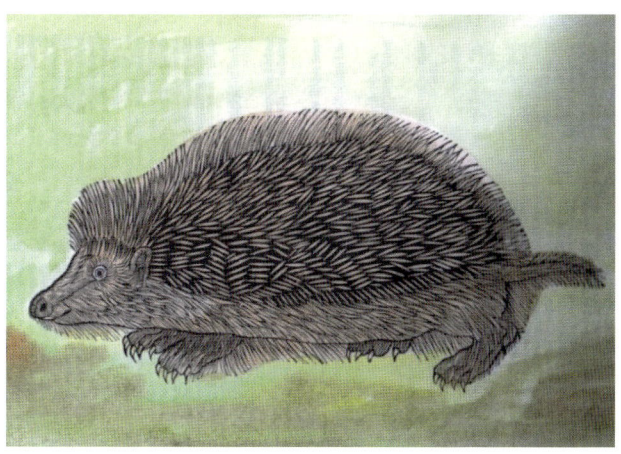

Igel (Abb. GESNER)

IGEL

Erinaceus

LONICERUS, S. 617   *Igel, Erinaceus, Echinus. **Igelfleisch** hat die Krafft zu trücknen und aufzulösen / insonderheit aber stärckt es den Magen / lediget den Bauch / ... befördert den Harn /*

*und ist denjenigen so zu Aussätzigkeit geneigt sind / sehr bequem. Igelsfleisch oder **Leber** gedörrt / und mit Honigsyrup eingenommen / ist gut wider Nirensucht / Wassersucht / Krampff / Aussatz und alle Flüß.*

SCHRÖDER, S. 1286   ***Igel,*** *Hundsigel, Erinaceus.*
In Apotheken hat man 1. den Igel selbsten, 2. Die Lebern, 3. Das Fett, 4. Den Magen.

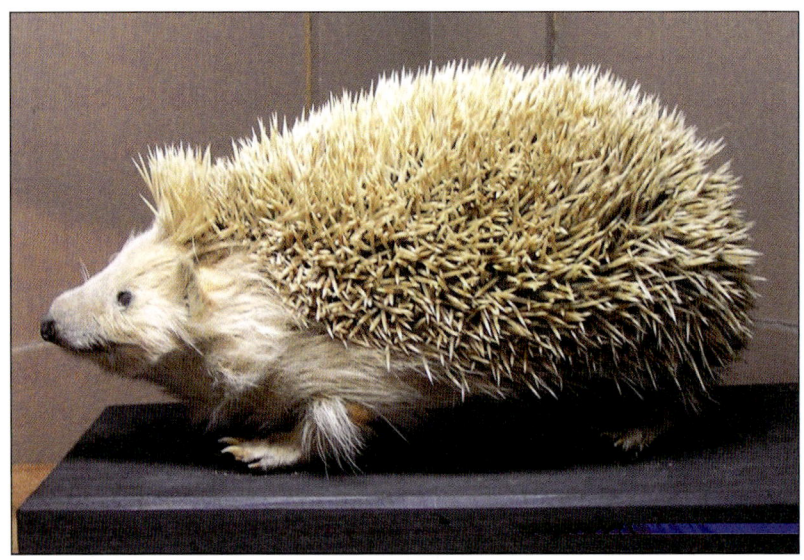

Igel. Präparat

*1.Tauget **der gekochte oder verbrannte Igel** denen / die wider ihren Willen immer harnen müssen / ist dem Magen sehr angenehm / purgiret* (reinigt) *und treibet den Harn. Wann man sich eusserlich damit schmieret / so tauget er vor das Haarausfallen. 2. Die **Leber** oder auch der **gedörrte Körper...** tauget vor die Fehler der Niern / Cachexie* (Gewichtsverfall), *Wassersucht / Convulsionen* (Schüttelkrämpfe) */ tröcknet die Flüß der Lebens-Glieder aus. 3. Das **Fett** heilet die Brüch sehr glücklich. 4. Die **innere Haut des Magens** tauget zur Colic* (schmerzhafter Bauchkrampf) */ und derer Schmertzen.*

DIOSCORIDES, S. 444   *Igel / Echins, Erinaceus terrestris.*
*Die **Igelshaut** verbrennt / und mit weichem Pech vermischt / ist gut und bequem anzustreichen / wider das außfallende Haar. **Igelsfleisch** gedörrt und mit einem sawren Honigsyrup getruncken / ist gut wider der Nieren Gebrechen / wider die Wassersucht, wider den Krampff und Aussatz. Auch den jenigen sehr bequem / welche eines unfertigen Leibs und gestalt sindt / zur Wassersucht geneygt. ... Es trücknet das Eingeweyde / und alle Flüß. Die **Leber** eines Igels in der Sonnen gedörrt wirdt nützlich zu den fürbeschribenen Gebrechen bewert und gebraucht.*

GESNER, S. 227, 229   *Von dem Igel.* **Herinaceus.**
Ein Igel. Von dem Nutzen deß Igels schreibet Becherus folgendes:
*1. So man den Igel thut zur puren **Asche** brennen /*
Sie hilffet denen / die den Harn nicht halten können.
*2. Die **Leber** trocknet man / und nimpt sie also ein /*
Dient in der Wassersucht / und stillt der Nieren Pein.
*3. Die innerliche **Haut deß Magens** trocknen thut /*
Gepulvert nehmt sie ein / ist in der Colic gut.
*4. Das **Igel-Schmaltz** das thut man allermassen loben /*
In Brüchen / so man sich gar schwer hat überhoben.

KABELJAU

siehe Fische

KATZE

Catus domesticus, Felis

GESNER, S. 239, 240, 242.   *Von den Katzen.* **Felis,** *vulgo Catus.*
Eine Katz. *Von der Artzney so von den Katzen herrühret / schreibet Becherus also:*

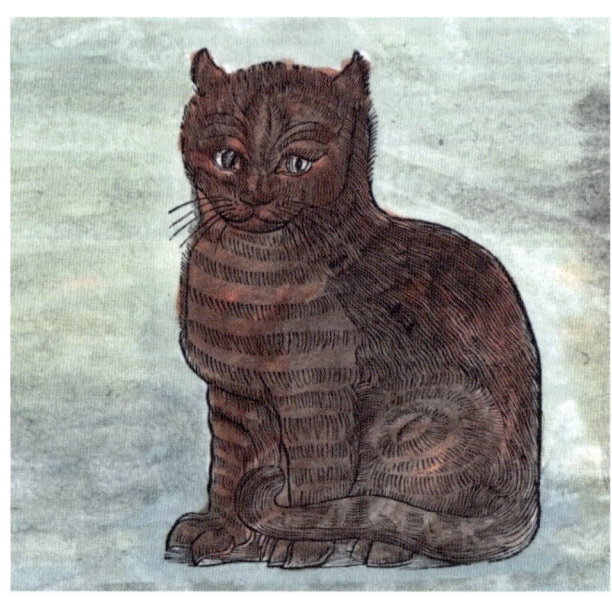

Katze (Abb. GESNER)

Die wild und zahme Katz / die kommen auch herbey /
Dann in die Apoteck sie geben sechserley:
*Das **Fett** (1) und **Fell** (2) den **Kopf** (3) den **Koth**(4) und auch das **Blut***
*(5) / Von schwartzen Katzen ist die **Nachgeburt** (6) auch gut.*
*1. Das **Fett von Kattern** / die bereits verschnitten seynd /*
Es hilfft dem Gliederweh / ist derer Reissen Feind.
*2. Das **Katzenfell** thut auff den Bauch und Magen legen /*
Es wärmt / und thuts darinn natürlich Hitz erregen.
*3. Den **schwartzen Katzenkopp** zu Aschen nur gebrannt /*
Es hilfft den Augen / ist derhalben wol bekannt.
*4. Den **Katzenkoth** mit Senff und Essig wol vermischt/*
Schmiert auch im Podagra dann er die Schmertzen lüscht.
*5. Nehmt **aus dem Schweiff das Blut** / es muß ein Katter seyn/*
Drey Tropffen in der Fraiß man nützlich nimmet ein.
6. Von einer schwartzen Katz / die da zum ersten trägt /
*Die **Nachgeburt** am Hals getragen sie erlegt.*
7. Die Augenschmertzen / macht ein scharpfferes Gesicht /
Durch solch verächtllichs Werck wird diese Chur verricht.

SCHRÖDER, S. 1273 *Die **Katze***

ist ein geiles scharffsehendes Thier. In Apotheken hat man 1. das Fett, 2. das Geblüth, 3. den Koth, 4. die Haut, 5. den Kopf, 6. die Nachgeburth.

*1.Das **Fett** von einer verschnittenen Katze wärmet / erweichet / zertheilet / tauget vor die Zufäll der Gelenck / Colic / und Mutterschmertzen. Das Fett von einer wilden Katze ist besser. /*

*Dieses tauget eben sehr wol zun Gelenck-Schmertzen / und schmiret man auch in der Colic warm den Nabel damit. 2. Des **Geblüthes** 3 gutt (drei Tropfen) … heilen die hinfallende Sucht vollkommen / wann mans trinckket. 3. Der **Koth** vertreibet das Haarausfallen / und tauget den Podagrischen (Gichtkranken). 4. Die **Haut** träget man den Magen damit zu wärmen / und zu contracten (verkrampften) Gliedern. 5. Den **Kopff** von einer schwartzen Katzen tauget / wo man ihn zu Aschen brennet / zun Fehlern der Augen / dem Stahren. Wann man nemlichen alle Tag 3 mal hinein bläset. Aus dem **Gehirn** bereiten die Mädgen ihre Liebes-Tränck. 6. Wann man die **Nachgeburth** an Hals henget / so soll sie die Augenkranckheiten vertreiben. Die beste Nachgeburth aber kommet von einer schwartzen Katzen / die das erste mal junge geworfen.*

LONICERUS, S. 597

*Auß **Katzenbiss** kommt großer Schmertze.*

***Katzenfleisch** ist hitzig und trocken / heilet den Schmertzen der güldenen Adern (Hämorrhoiden) / erwärmet die Nieren / und dienet auch zu den Schmertzen deß Jucken.*

*Der **Katzenkoht** mit Senff und Essig vermischt vertreibt das Haar ausfallen / übergestrichen.*

HAGER, 1925, Bd .I, S. 275 ***Katzenfett***
wird in der Abteilung Untersuchung der Fette auf ihre Abstammung und Unverfälschtheit beschrieben.

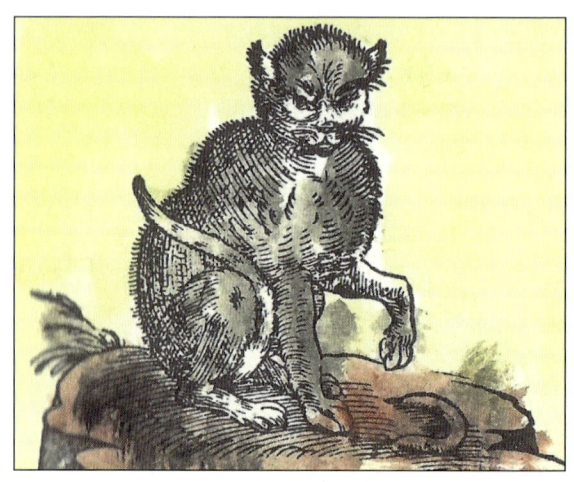

Katze (Abb. LONICERUS)

PAULINI, S. 61   *Auch wird destillirter **Katzen-Urin***
wider die Taubheit gelobt.

In früheren Zeiten wurde auch **Katzenblut** zur Einnahme gegen Fieber verwendet. Man schnitt einer schwarzen Katze ins Ohr und entnahm dort drei Tropfen Blut. **Katzenfelle** wurden noch bis in die 1980er Jahre in Apotheken bei Ischias, Rheuma- und Nierenbeschwerden zur Warmhaltung betroffener Körperzonen verkauft.

KATZENHAI

siehe Fische

KAURI

Cypraea egliantina, Porzellanmuschel

Gehäuse der Kauri- (Porzellan-) Schnecke, einer auf subtropischen Korallenbänken vorkommenden Meeresschnecke. Es diente über Jahr-

hunderte im Pazifikraum, Afrika und Arabien als wohl am meisten verbreitetes Natural-Geld im Tauschhandel (um 1900 kostete z. B. in Ost-
afrika eine Kuh 2000 taubeneigroße Kauri).

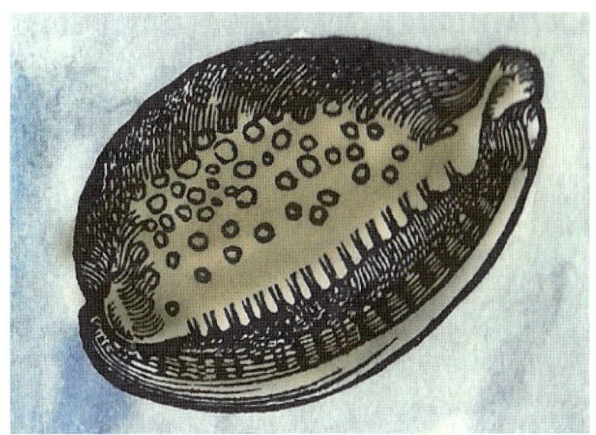

Kauri (Abb. Lonicerus)

Die glasartige, sehr harte Oberfläche ließ die Europäer (bis 1708)
fälschlich vermuten, dass sie der von den Chinesen jahrhundertelang
geheimgehaltene Grundstoff für die Porzellanherstellung wäre.

In der Volksmedizin diente die Kauri-Muschel - wegen ihrer Ähn-
lichkeit mit der Vulva als Amulett getragen oder in die Kleidung ein-
genäht und auch als Pulver eingenommen - gegen Unfruchtbarkeit bei
Kinderwunsch. Ansonsten auch arzneiliche Verwendung wie die
Muscheln (siehe dort).

KORALLE

Corallium album et rubeum

Koralle zu Pulver zerstoßen und als Pulver eingenommen ist Cal-
ciumlieferant bei häufigen Knochenbrüchen, Osteoporose und zur
Stärkung (Calcium aus der Tierwelt gilt als leicht resorbierbar).

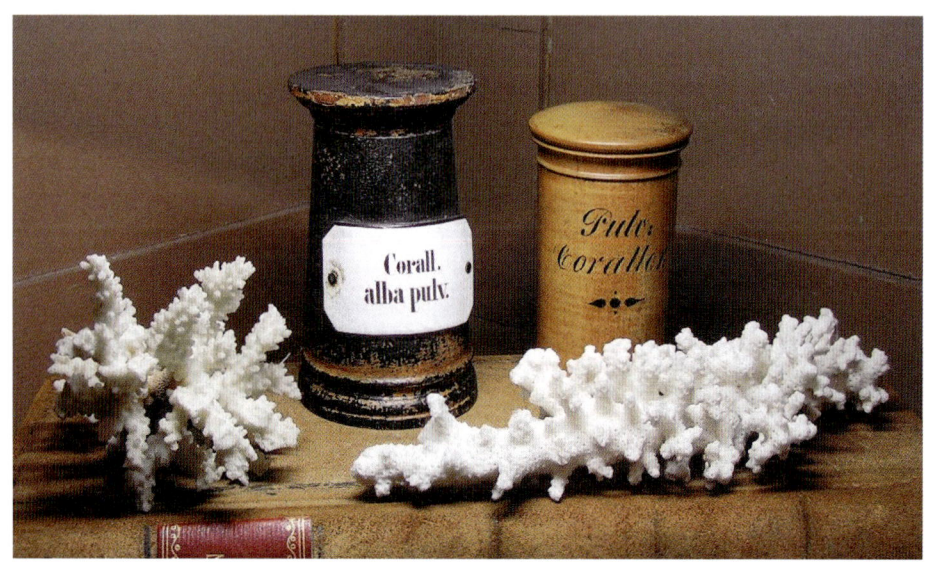

Apothekendosen für weißes Korallenpulver und Korallenstücke,
Buchsbaumholz, deutsch 18./ 19 Jh.

PAULINI, S. 112, 164   ***Rother*** *praeparirter* **Corallen**
*einer Pulvermischung zur Behandlung des grossen Schwindels zu
gegeben. ... Außerdem kommt bei der Behandlung der rothen Ruhr
pulverisirter rother Corallen wiederum in eine Pulvermischung.*

LONICERUS, S. 724   *Die* **Corallen**
*...seynd ... nicht allein in der Artzney zu Hertzstärckungen und andern
vielfältigen Gebrechen deß Leibs gebraucht / sondern ... zur Verhütung
böser Zufälle* (Erkrankungen) *... auch wider die Melancholy* (Traurigkeit) */ den Kindern und alten Leuten / an die Arme und an den Halß /
zu hencken* (hängen) *pflegt. ...*
*Corallen an Halß gehenckt / seynd gut für böse Gespenst und für die
Fallendesucht / und werden also für dieselbige eingegeben.
Stärcken das versehrte Zahnfleisch und wacklende Zähn. Dienen zu
dem überflüssigen Weiberfluß / zu dem weissen Fluß / rother Ruhr* (blutiger Durchfall) *und für den Fluß Männlichen Saamens. Stillen das
Grimmen und den Blasenstein.*

Erweichen den harten Miltzen / und machen denselbigen klein / oftmals eingenommen. Sind gut denen / so Blut speyen. Es werden auch Corallen unter allerhand Artzney / so das Hertzstärcke / gemischt.

HAGER 1876, Bd. I, S. 669   *Die **weisse Koralle**,*
welche höchst selten und nur als feines Pulver in Anwendung kommt, wird durch Conchae (Muschel) -Praeparate vollständig ersetzt, sowohl in Pulvern für den inneren Gebrauch, als auch in Zahnpulver-mischungen. Die rothe Koralle wird nur als feines Pulver zu Zahn-pulvern verwendet.

HAGER 1925   Bd. I, S. 737   ***Weiße und rote Koralle.***
Corallium album et rubrum. Anwendung nur noch selten als feines Pulver, zu Zahnpulvern und innerlich.

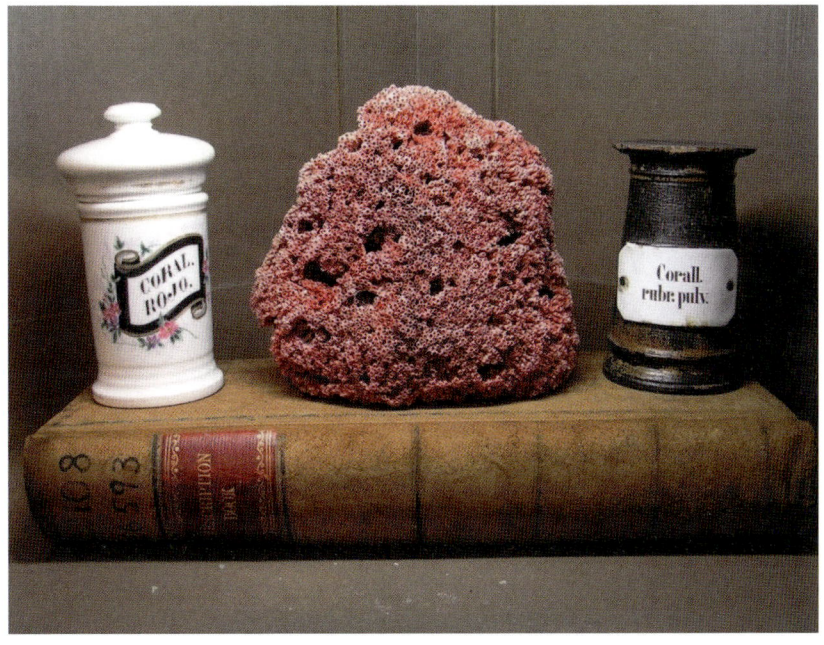

Rote Koralle und Apothekengefäße,
franz. Porzellan 19. Jh., deutsch, Holz, 18. Jh.

HEINIGKE, S. 216   ***Koralle, rote.*** *Corallium rubrum.*
Zu berücksichtigen bei chronischem Schnupfen mit Entzündung der Nase und Geschwürsbildung, ...bei Krampfhusten, bei Röteln und Blutfleckenkrankheit; bei geschwächtem Zeugungsvermögen mit Samenverlusten, bei Eicheltripper.

DHU, S. 118 -119   ***Edelkoralle,*** Corallium rubrum.
bei Keuchhusten und Grippehusten.

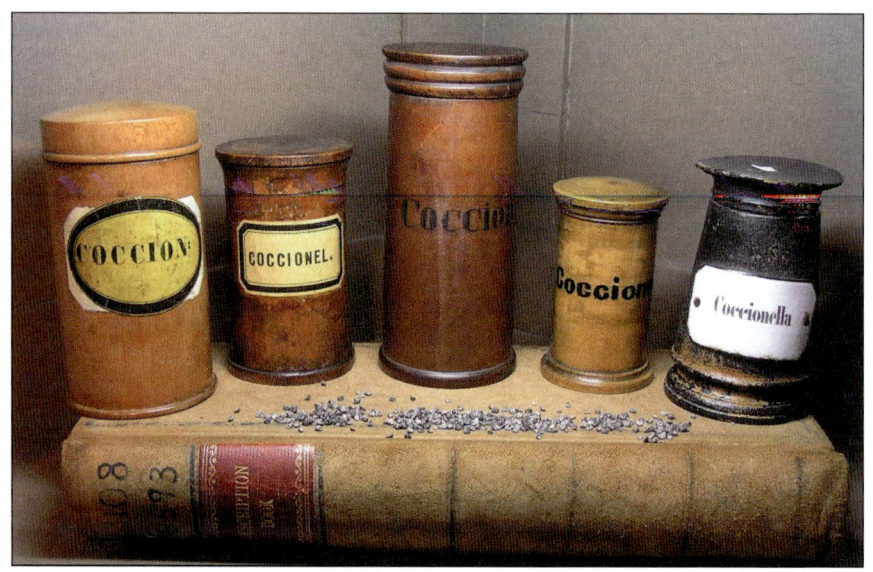

Apothekengefäße für Koschenille-Läuse,
Buchsbaum-Holzdosen, deutsch, 18., 19. u. 20. Jh.

KOSCHENILLE

Coccionella, Cocus cacti

BRANDT, Bd. II, S. 222   **Coccus cacti**. Cochenille.
*In der Pharmazie wird die Cochenille nur noch selten gebraucht, und zwar nur als **Tinctura** oder **Pulvis Coccionellae** zu Zahnpulvern, Zahnlatwergen oder Zahntincturen.*

HEINIGKE, S. 198   *Koschenille,* Coccus Cacti.
Vorzüglich zu berücksichtigen bei allen Erkrankungen der Nieren, bei entzündlichen Zuständen der Luftröhren und Lungen mit auffallenden Anomalien (Unregelmäßigkeiten) *der Urinabsonderung und -beschaffenheit. Ferner wird sie bei Keuchhusten, Grippe, Herzkrankheiten, Magenkrampf, Kolik, Blasenkrampf, Blutharnen eingesetzt; außerdem bei rheumatischen und gichtischen Affektionen und Hautkrankheiten.*

HAGER, 1876, Bd. I, S. 907   *Koschenille,* Coccionella.
Früher gebrauchte man die Coccionelle als Cardiacum (Herzmittel), *Lithontripticum,* (steinaufösendes Mittel), *Anticachecticum* (Mittel gegen körperlichen Verfall), *auch gegen Atonie* (Lähmung) *der Harnwerkzeuge, heute noch zuweilen mit Kalicarbonat verbunden als Specificum gegen Keuchhusten. Hauptsächlich verwendet man die Coccionelle als Färbemittel für Zahnpulver, Mundwässer und in der Färberei zum Färben der Zeuge. Ihre therapeutische Wirksamkeit ist eine wohl sehr fragliche.*

DHU, S. 110-111   *Cochenille-Laus,* Coccus cacti.
Bei Keuchhusten, Bronchitis oder Asthma mit Krampfhusten, Entzündung von Harnblase oder Nierenbecken, Veranlagung zu erhöhter Harnsäure-Griesbildung.

KRÄHE

siehe Rabe

KREBS

Cancer, Astacus

DIOSCORIDES, S. 446   **Krebs** / Carcinos,
Cancer fluiatilis. *Die Aesche auß den verbrennten Krebsen / ... mit*

zwey kleinen gestossenen Entian Wurtzeln / mit wein drey Tag nach einander getruncken / hilfft kräfftiglich wider der wütenden Hunde Bisz. Dieselbige Aesche mit gesottenem Honig vermischt / sänfftiget unnd heylt die Ritzen unnd Schrunden der Füß / und deß Hindern / auch die erfrorne Fersen und den Krebs.

Die **frische Wasser Krebs / rohe** und ungesotten / gestossen und mit Eselsmilch getruncken / sind gut wider der schlangen Bisß / und der Spinnen ... und Stich der Scorpion, gesotten aber / mit der Brüh gessen / sindt sie gut wider die Schwindtsucht ... Die Krebs gestossen und mit Basilien (Basilikum) vermischt / tödten die Scorpion / so man damit berührt.

Die **Meerkrebs** haben auch dieselbige krafft / jedoch in allem ein geringer vermögen.

LONICERUS, S. 694-695   **Bachkrebs**
seyn fast nutz den Krancken zu der Kost / sonderlich den hitzigen. ... Die **Brühe von Krebsen** gesotten / ist gut den Lungensüchtigen / und heilet die Geschwer der Lungen / darvon die Schwindsucht / oder das Abnemmen / langwirigen Geschwern der Lungen / gar offt entsteht.

Krebs **zu Aschen** gebrannt / mit gesottenem Honig vermischt / heilen die Schrunden (Risse) und Frost der Füß und Afftern. Mit **Krebswasser** die schwindende Glieder / Morgens und Abends gerieben / macht das Fleisch wachsen. Krebswasser zum Tag / jedes mal auf zwey Loth getruncken / ist gut für das Paralyß (Muskellähmung) / oder den Schlag. Krebswasser heilet den Brand / er sey von Wasser oder Feuer.

BOCK, S. 437   **Krebs,** Cancer.
zu äschen (Asche) gebrandt... mit Entian Wurtzel inn Wein gedruncken ... hilfft gewaltiglich für die gifftige wüttende Hundsbiß.
Gesotten Krebsfleisch mit der gesottenen brüen gessen / soll ein sonderlich hilff und sterckung für die abnemende Leut sein / die man Phthisicos (Schwindsüchtige) nennet.

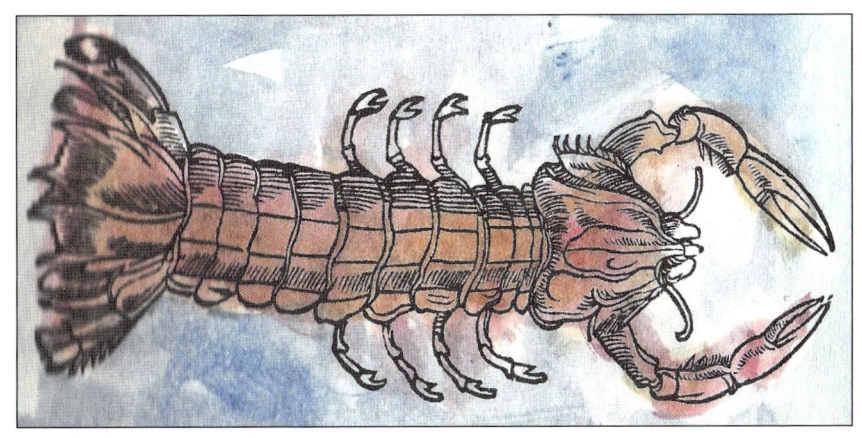

Languste, langer Krebs (Abb. LONICERUS)

*Ungesottene **rohe Krebs** /... gestossen / unnd mit Eselsmilch gedrunkken / hilfft wol wider alle Schlangen biß / Spinnen unnd Scorpion stich ... Aufgeschnitten rohe Barben / oder Bach Cressen / uber Scorpion und Spinnenstich gelegt / heilet und widerstehet dem bösen gifft mit gewalt. Krebs **äschen** mit Honig vermenget / unnd angestrichen / heilet ritzen unnd schrunden des hindern / der füß / und den erfrornen ferßen / ... darzu auch dem umbfressenden Krebs ... Avicenna schreibet das **gestossene Krebs** uber gelegt / Spreissen* (Splitter) *und Dorn herausser ziehen ... und mit Hasenschmaltz zerstossen / und ubergelegt / und auch eingeschossene Pfeil und Loth* (Blei) *darmit herauß gezogen.*

BRANDT, Bd. II, S. 69   ***Astacus** fluviatilis.*
*Der Flußkrebs. Jetzt bedient man sich in der Heilkunst nur noch hie und da der **Krebssteine**, irrigerweise Krebsaugen genannt... Ehedem schätzte man sie als kühlendes, austrocknendes, säuretilgendes, Steinauflösendes, und Stockungen im Blut hebendes Mittel, gegen Lithiasis* (Steinbildung), *Seitenstechen, Colic, Engbrüstigkeit* (Atemnot), *Sodbrennen und zu Zahnpulvern weit mehr, ja manche hielten sie selbst dem Bezoar für gleich. Ähnlich wie die Krebssteine wurden auch die **Krebsscheren** und die **Schaale** überhaupt gebraucht.*

POMET, S. 611-613   *Von **See- und Flußkrebsen**. Die **Krebs-**
steine. Anietzo werden sie starck gebrauchet und sehr hoch gehalten,
Absonderlich, seitdem man verspüret, daß sie ein kräftiges Alcali, und
vermögend sind das Erbrechen zu stillen ... Die allerkleinsten thut man
in die Augen, wenn etwas hineingefallen.*

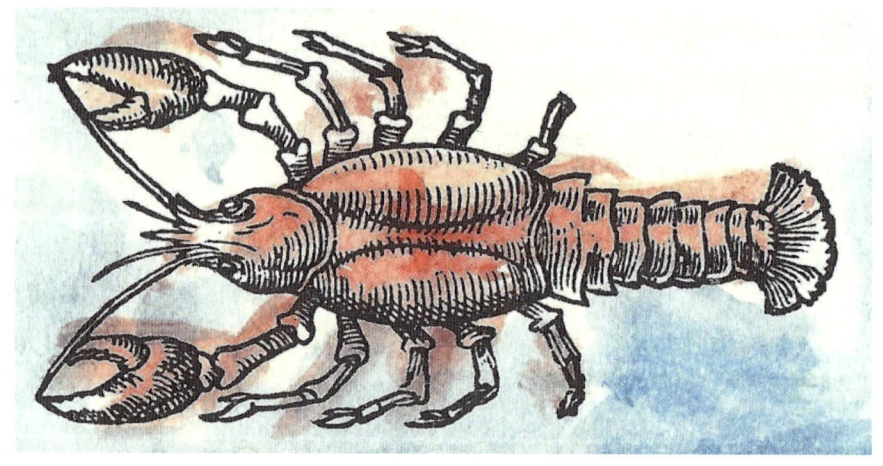

(Fluss-) Krebs (Abb. LONICERUS)

SCHRÖDER, S. 1355   *In Apotheken hat man
1. den gantzen Krebs, 2. die Augen, 3. die Schalen.*

1. Die Krebse kühlen / feuchten / stillen den Schmertzen / figiren
(fixieren, beruhigen) *die tobenden Geister. Dahereo gebrauchet man sie
in der Hitz / und Schmertzen des Haupt / und der Nirn, in Mund-
geschwären. Eusserlich vor Verbrennungen / Fisteln. 2. Die **Krebs-***
***Augen**, sie liegen nicht um die Augen / die aus dem Kopf hervorragen /
sondern zu öberst im Kopf. Die Krebs-Augen / die man in der Artzney
gebrauchen will / müssen von lebendigen Krebsen genommen werden.
Sie kühlen / trocknen / abstergiren* (reinigen) */ zertheilen / zermalmen
den Stein / resolviren* (lösen auf) *den Tart* (Schmerz) *und das coagulirte
Geblüth* (verklumptes Blut) */ darum gebraucht mans im Grieß /
Seitenstechen / Keuchen / der Colic... sie machen auch die Zähne
sauber. 3. Die **Schale** hat mit den sogenannten Krebs-Augen gleiche
Kräfften / heilet überdas die Rauden* (Schorf) *der Kinder. Die **Krebs***
***Asche** tröcknet / tauget vor die Biß der wüttenden Hund /*

lindert die Schrunden / Wartzen und Geschwär des Hindern (mit Honig) / etliche geben auch verbrante Krebs in der rothen Ruhr (blutiger Durchfall). ***Krebswasser*** *treibet den Harn / und löschet den Durst.*

HAGER, 1925, Bd. I, S. 738   ***Krebsstein,*** *Lapis Cancrorum.*
Die unzerkleinerten Krebssteine wendet das Volk an, um Fremdkörper aus dem Auge zu entfernen. Zu diesem etwas rohen Verfahren sollten möglichst kleine Krebssteine abgegeben werden. Das Pulver wird in gleicher Weise wie Calciumcarbonat und Austernschalen angewendet (innerlich bei Durchfällen, Magenübersäuerung, Knochenerkrankungen, Skrofulose, äußerlich als mildes austrocknendes Pulver und als Grundlage für Zahnpulver).

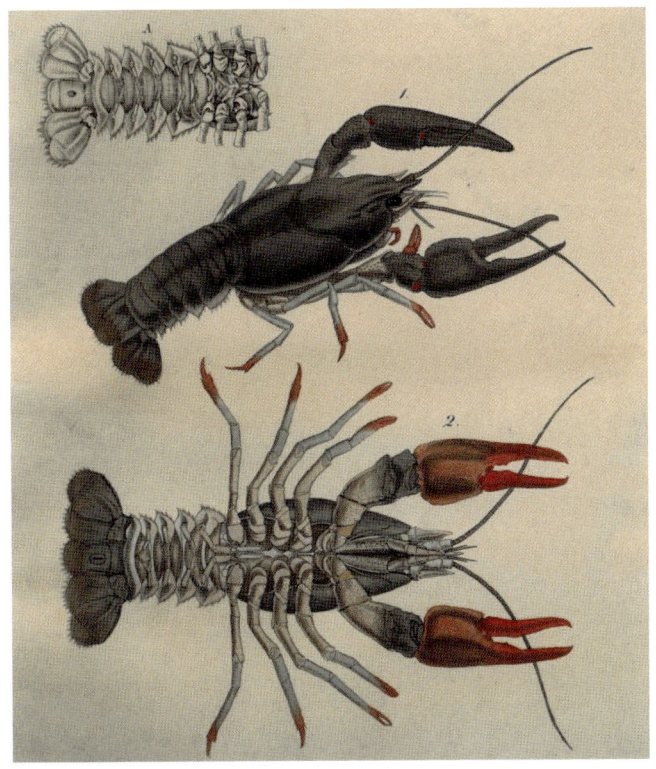

Fluss-Krebs (Abb. BRANDT)

***Krebsaugen**, **Oculi cancri** sind im Innern von Krebstieren gebildete kalkige Mineralkkrusten oder Konkretionen* (Ansammlungen), *die als Zwischenspeicher für die bei der Häutung benötigten Mineralstoffe dienten. Frühere Verwendung der Krebsaugen: gegen überhöhte Magensäure, Sodbrennen, Harnstau, Kropfkrankheiten, Kropfschwamm und Fremdkörper im Auge.*

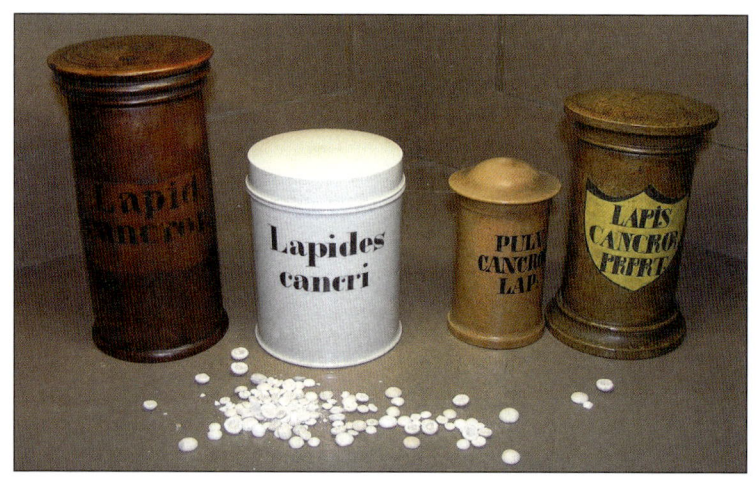

Apothekengefäße für Krebsaugen,
Holzdosen und Porzellan, deutsch, 19. u. 20. Jh.

HEINIGKE, S. 142   ***Krebs,** Cancer fluviatilis.*
Zu berücksichtigen bei Nesselausschlägen und ähnlichen Exanthemen; bei Fieberkranken mit rheumatischen oder gichtischen Schmerzen und vorwaltendem Fieberfrost; bei manchen Formen entzündlicher Leber-affektionen.

KROKODIL und KAIMAN

Crocodilus, Alligatoridae und Caimaninae

Ein ausgestopftes Krokodil fand sich früher als vielbestaunte „Curiosithät" in fast jeder Offizin (dem für Patienten zugänglichen Raum einer Apotheke). Neben Krokodilen wurden auch Kaimane gezeigt.

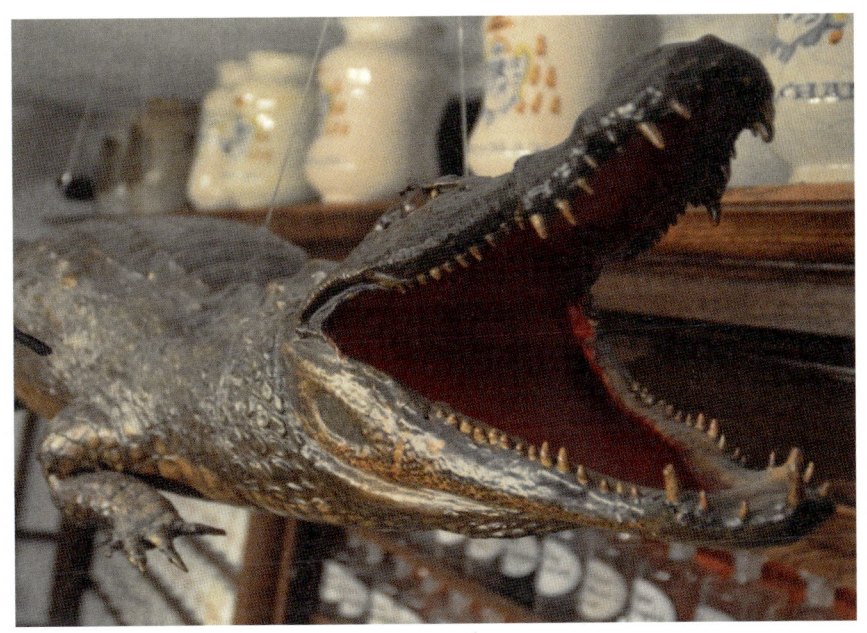

Krokodil, Präparat

LONICERUS, S. 627-628   *Ein Crocodil*
hat die Krafft fleischlichen Lust zu erwecken, welcher widerum gestillet
wird von Linsenbrüh getruncken. Des **Crocodilen Schmaltz** *heilet*
derselbigen Bisß. Ihr **Blut** *soll wieder alles Gifft dienen / und zu den*
dunckeln Augen (Erblindung). *Der* **Koth** *des Krokodils, besonders der*
weisse, soll den Frauen ein schönes und glänzendes Aussehen geben.
Der Crocodil Art und Geschlecht sind auch die **Scinci** (Erdkrokodile,
siehe dort) *der Apotecker.*

GESNER, S. 375, 377   **Von dem Crocodyl**. *Crocodilus.*
Ein Crocodyl. *Diese Thiere haben ein* **weisses Fett** */ dessen sich die*
Medici vor diesem gebrauchten / die Flüsse zu zertheilen / welche von
einer kalten Feuchtigkeit herkommen. ... Man sagt auch / daß **die**
spitzige Zähn *dieses Thiers / gut sey vor das Zahnweh / und die*
Fäulung der Zähn verhüte / ... Das **Blut** *von den Crocodilen soll wider*
alles Gifft / unnd Dunckelheit der Augen (Erblindung) *dienen.*

73

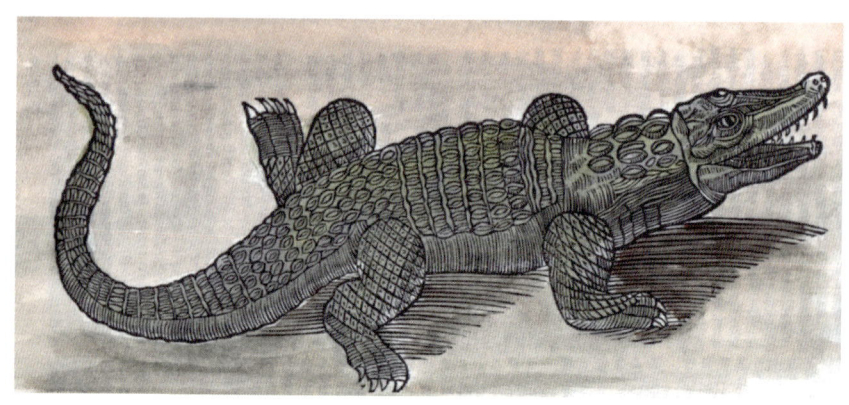

Krokodil (Abb. GESNER)

LÖWE

Panthera Leo, Pantherinae, Leu

POMET, S. 252 — Von dem Löwen, **Leo**. Ein Löw.
Etliche Stücke / so von solchen edlen Thieren in der artzney gebraucht werden. Deß **Löwen Fleisch** *soll in der Speiß den jenigen nutzlich seyn / so die fallende Sucht haben. Daß* **Löwen Blut** *gedörrt / gepulvert / und auff den Krebs gestreuet / heilet ihn.*

Löwen Unschlit (Bauchfett) *ist ein köstlich Artzney zu allen harten Knollen / Trüsen und anteren harten Mißgewächsen. Mit anderer Salbe / oder Rosen-Öl gemischt und angestriechen / vertreibt es die Macklen und Flecken im Angesicht.*
Sein **Hertz** *in der Speiß gessen / soll gut sein für das viertägige Fieber / und die schwere Noth.*
Seine **Leber** *eingeweicht / und davon getruncken für den Schmertzen der Leber.*
Seine **Gall** *mit Wasser in die Augen gethan / macht ein helles Gesicht: ... Und mit seinem Unschlit ein wenig eingenommen / ist gut für die fallende Sucht.*
Sein **Schmalz** *soll gut seyn wider die Ohrenschmertzen / Deßgleichen mit Nutzen zu den erfrohrnen Gliedern gebraucht werden.*

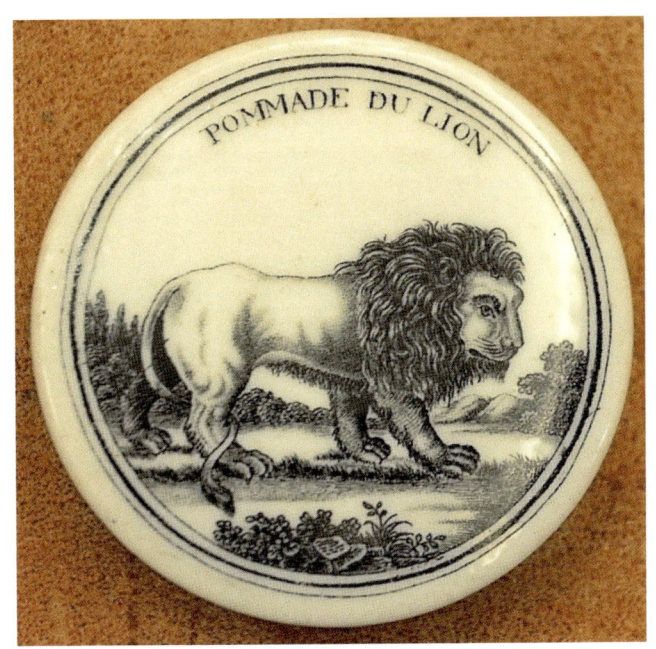

Tiegel für Löwenpomade, Porzellan, Frankreich, 19. Jh.

Adeps Leonis   Löwenpomade

Bekanntmachung der Königlichen Regierung zu Merseburg, das Verbot der soganannten Löwenpomade betreffend (Amtsblatt derselben 1842, S. 40). Es ist zu unsrer Kenntniß gekommen, daß an mehren Orten unseres Departements eine Salbe, unter dem Namen „Löwenpomade", zur Beförderung des Wachsthums der Haare feilgeboten wird. Die veranstaltete chemische Untersuchung dieser Salbe hat ergeben, daß dieselbe ein die Gesundheit gefährdendes Quecksilberpräparat (Calomel) in großer Menge enthält. ... es wird deshalb der Verkauf derselben untersagt.

MARDER

Martes Foina

LONICERUS, S. 621   ***Marder,*** *Martes*
*/ Was der Marder beist / heilet langsam. Sein **Koht** hat einen guten Geruch. Sein **Hirn** wird für den Schwindel an die Schläff / und fürs*

*Zitteren an andere Glieder gestrichen. Sein **Balg** ist in grossem Werth unter Kleidern zu füttern. Welches die hoffartige Wieber sehr wol wissen.*

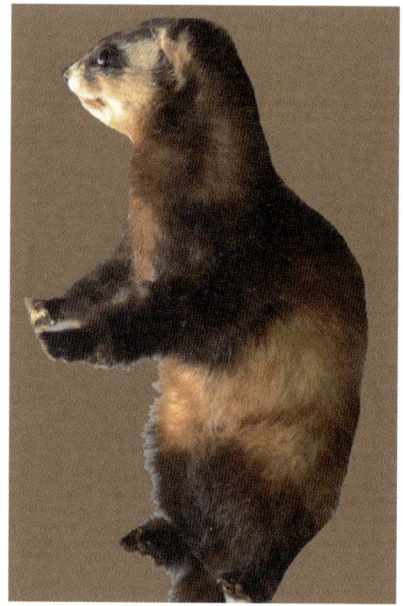

Marder, Präparat

In der Homöopathie wird der Marder noch heute stark verdünnt oder verrieben als Heilmittel verwendet.

MENSCH
Homo

Menschliche Substanzen**,** meist **Leichen** oder Leichenteile, bezogen Apotheken seit jeher regulär vom Henker. Auch anonyme Gefallene, auf Schlachtfeldern eingesammelt und getrocknet, sowie frisch Verstorbene, aus Armenhäusern oder Gräbern gestohlen, wurden angeboten.

Im späten Mittelalter kamen meist aus Raubgrabungen antike **Mumien** ("mumia vera") aus Ägypten dazu, denen man auf Grund ihres Alters ganz ausserordentliche Heilkraft zuschrieb. Erst in den 1920er Jahren wurde dieser Handel aus ethischen Gründen eingestellt.

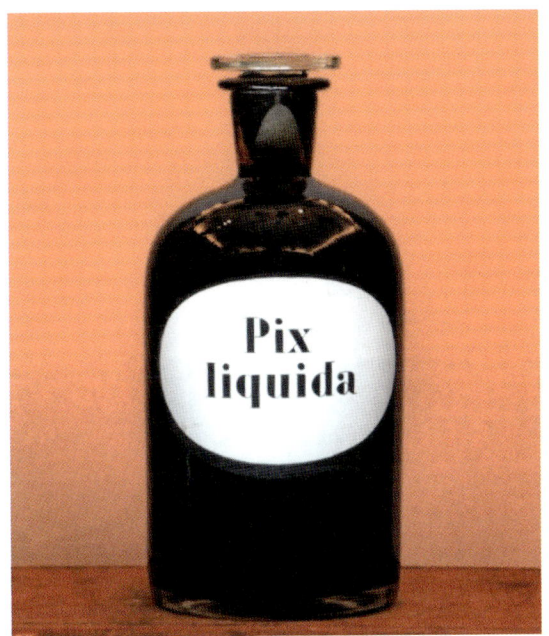

Apothekengefäß für Flüssigpech
Deutschland, Glas, 19. Jahrhundert

Das oft in Mumien gefundene (bei Einbalsamierung verwendete und arabisch mumya genannte) **"Pech"** hielt man lange für ein menschliches Verwesungsprodukt von besonders hohem Wert, bis man dessen mineralische Herkunft (Asphalt) erkannte. Zur Herstellung von Pflastern und Arznei wurde es seitdem auch weit billiger und in großen Mengen importiert.

SCHRÖDER, S. 1286-1310   *Die natürliche Apotheker-Stück.*
*Diese werden entweder **aus dem annoch lebenden Körper** genommen /*
und seyn 1. Die Har. 2. Die Nägel. 3. Der Speichel. 4. Ohren-Schmaltz.
5. Der Schweiß. 6. Die Milch. 7. Das monatliche Geblüt. 8. Die

Nachgeburt. 9. Der Harn. 10. Der Koth. 11. Der Samen. 12. Das Ge-
blüt. 13. Der Stein. 14. Die Würmer. 15. Die Läus. 16. Die Haut / die
das Haupt der Geburt umgiebet.

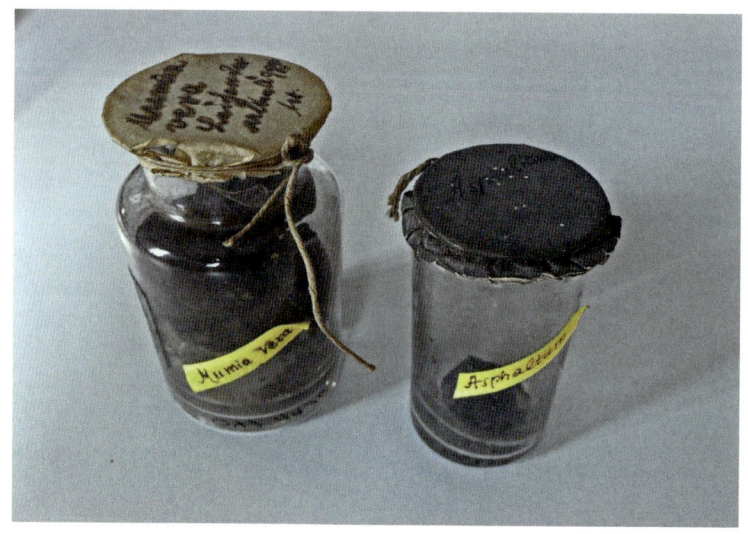

Glasgefäße mit Mumia vera und Asphalt, 19. Jh.

Oder aus denen Theilen des verstorbenen Körpers */ dergleichen seyn*
1. Der gantze Leichnam. 2. Die Haut. 3. Das Fett. 4. Die Gebein. 5. Die
Hirnschalen. 6. Das Gemüs der Hirnschalen. 7. Das Gehirn. 8. Die
Galle. 9. Das Hertz.
*1. Die **Har** gebrauchet man zum Harwachsen, vor die Schlaff-Sucht /*
und andere dergleichen Kranckheiten streuet man die Aschen davon
aufs Haupt / zur Geelsucht (Gelbsucht) *giebet man das Pulver davon. /*
zun ausgetrettenen Gliedern (man vermische die Asche mit Schweinefett
/ und schmirets damit) und vors Bluten der Wunden. Etliche nehmen die
Har des Patienten ... und gebens in einem Ey / das hart gekochet
worden / vor das viertägige Fieber (Wechselfieber) *denen Vögeln zu*
fressen / ... dadurch soll besagte Kranckheit geheilet werden (Explantation).
Die von der Scham genommene Har stillet das Nasen-Bluten / wann
mans in selbe thut / und ist auch im Rothlauff (infektiöser Haut-
ausschlag) *gut gebrauchen. Denen Männern soll man die Weiber Har /*
denen Weibern aber der Männer ihre gebrauchen.

2. Die Nägel machen Erbrechen / sie sollen das Wasser der Wasser-süchtigen ausführen (wann mans von Händ und Füssen schneidet / und auf den Nabel bindet). Etliche schneiden in Fiebern einem die Nägel von Händ und Füssen / thuns in ein Ey / und gebens denen Vögeln zu fressen / andere wickeln solche in Wax / und hefftens morgens früh / vor Aufgang der Sonnen an ein Thier / andere bindens einem Krebs aufn Rückn / und thun ihn wieder in ein fliessend Wasser (Explantation). *3. Der* **Speichel** *von einem nüchtern Menschen tauget vor die vergifftete Biß der Schlangen / wütender Hunden / Geschwär / und böse um sich fressende Schäden. 4. Das* **Ohren-Schmaltz** *ist ein sehr bewehrtes Mittel in der Colic/ (wann mans in einem Tranck einnimmet). Eusserlich tauget es vor Scorpion-Stich / heilet die Wunden / Spalten und Schrunden der Haut. Wann man Ohren-Schmaltz unter den Toback mischet / und trincket so machet der Rauch Erbrechen.*

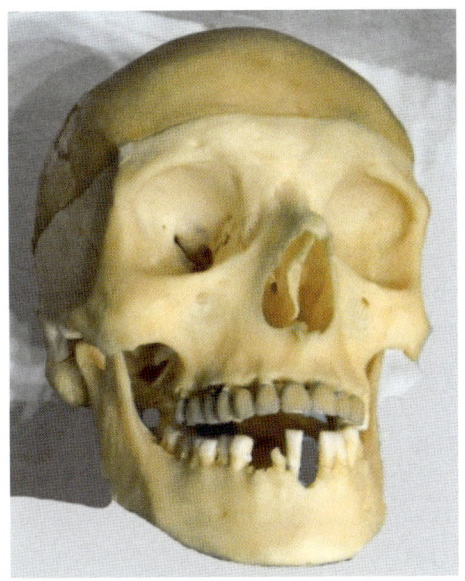

Schädel, Präparat

5. Der **Schweiß** *soll die Scrophulas* (Hauttuberkuose) *vertreiben / wann man ihn mit dem Kraut und der Wurtzel von Königs-Hertzen in ein Blatt wickelt / auf warme Aschen leget / und dann warm appliziret. 6. Die* **Milch** *kühlet / lindert / zeitiget / und tauget vor rothe Augen. (Sie bekommet denen Lungensüchtigen am besten).*

Die **Weiber-Milch** wird denen andern allen vorgezogen / ... weilen sie unser Natur mehrers zugethan ist / besonders wann man sie selbsten aus dene Brüste sauget. ... Die **Butter** tauget sehr wohl vor die Augen / und zum Abnehmen der Kinder / wann man derer Rücken damit schmieret. Wider die Lungensucht ist nichts bessers dann ermelte (erwähnte) Butter. 7. Das **Monatliche Geblüth** wo es gedörret worden / tauget innerlich zum Stein / und der schwehren Noth. Eusserlich leget es die Podagrische Schmertzen (Gicht) ... Es soll auch in der Pest taugen, ... vertreibet den Rothlauf (infektiöse Hauterkrankung) / und Blätterlein (Pickel) im Angesicht. Daraus bereiten die Mädge ihre Liebes-Tränck / nach denen gemeiniglich eine Tobsucht / oder Unsinnigkeit folget. 8. Die **Nachgeburt** tauget sehr wohl zun Kröpffen, ... vor die schwere Noth (Fallsucht, Epilepsie) und Liebes Tränck / zur Monden / Kinder und todter Frucht Austreibung / sie tödtet auch die Thier im Leib. ... Sie tauget gleichfals vor die Mutter-Kranckheit / und denen Schmertzen nach der Geburt. 9. Der **Harn** wärmet und tröcknet / resolviret (löst) / abstergiret (verkleinert) / zertheilet / reiniget / wiederstehet der Fäulnis und wird innerlich gebraucht in Verstopffung der Leber / des Miltzes / der Gallen-Blasen / zur Praeservirung der Pest / ... in der Wassersucht und Geelsucht (Gelbsucht) / thut man aber einen Trunck von Männer Harn / so befördert er die Geburt. Eusserlich tröcknet er die Rauden / resolviret die Geschwulsten / reiniget die Wunden / auch wann sie vergifftet seyn / nimmet den Brand hinweg / laxiret ... abstergiret (löst und verkleinert) die Schuppen des Haupts, ... heilt die verschworne Ohren, tauget vor rothe Augen, / nimmt das Zittern der Glieder (Nervenzuckungen) hinweg / zertheilet die Ge- schwulst des Zäpfleins / stillet die Schmerzen des Miltzes. 10. Der **Koth** erweichet / zeitiget / stillet den Schmertzen / ... zeitiget die Pest-Beulen / und Entzündungen der Kählen, hilfft vor Entzündungen der Wunden. Etliche gebrauchen auch selben innerlich (verbrannt und gepulvert) in Hals Geschwären / in Fiebern ... in der schweren Noth. ... Der gedörrte und zerpulverte Koth ist des Napelli (Eisenhut) Gegengifft. 11. Der **Samen**. Diesen gebrauchen etliche wann einer in der Liebe ist verzaubert worden / und kan man daraus eine magnetische Mumien (wundertätige, pechhaltige Paste) bereiten / wordurch Liebe zu wegen gebracht wird. 12. Das **Geblüt**. Wann man dieses frisch und noch warm trincket / so soll es vor die schwere Noth (Fallsucht, Epilepsie) taugen /

... *es stillet auch allen Blutfluß und tauget auch eusserlich zum Bluten /* besonders der Nasen. ... Das **Geblüt einer Kindbetterin** heilet die flüchtige Rauden (Haarausfall) / *(wann mans frisch mit der Nachgeburt vermischet / und sich damit schmieret).* 13. Der **Stein**, ... *Ausser der steintreibenden Krafft / die er auch / wann man ihn nur in der Hand hält / besitzet / treibet er auch den Schweiß mächtig.* 14. Die **Würmer / Spulwürmer** *werden gezeuget aus der Rohigkeit der Gedärmer. Etliche geben derer Pulver zur Austreibung der Würmer.* 15. Die **Läuß**. Die Bauren fressen solche vor die Geelsucht (Gelbsucht) / *und gebrauchens etliche auch also in der Schwindsucht / wann mans auf das Löchlein des männlichen Glieds setzet / so treiben sie den Harn.* 16. Die **Haut** / die das Haubt etlicher Kinder umgiebet / *soll sehr viel in Grimmen vermögen.*

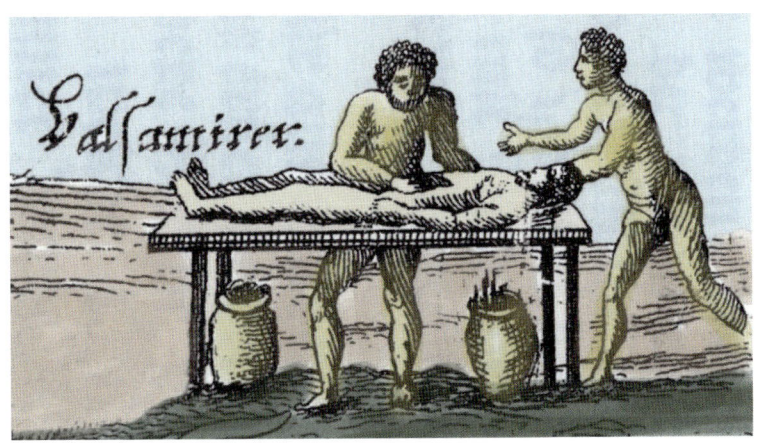

Balsamierer und Mumie (Abb. POMET)

Die Stück aus dem verstorbenen menschlichen Körper. *1. Der **gantze Körper oder das Fleisch**.* Er wird in Apotheken **Mumia** genant. Diese resolviret (löst) *das coagulirte* (geronnene) *Geblüth, sie soll das Haubt purgiren* (reinigen) / *vor Miltzstechen / Husten / Aufblöhung / verstopften Monatsfluß und andere Mutter-Kranckheiten helffen. Eusserlich heilet sie die Wunden. Sie dienet wider Gifft / widerstehet der Fäulung sehr / wird gebrauchet in Brust-Kranckheiten / Keuchen und der Lungensucht. Er tauget vor allerhand Gifft und Ansteckungen/ hilfft vor die Pest / ... / in Verhütung selber / in der Heilung./ anderen bösen Kranckheiten.*

*2. Die **Haut** wird gebraucht in der schweren Geburt / und Mutter Beschwerden / in Dörre und Contracturen* (Verkrampfung) *der Gelencke. ... und bereitet man auch ein edles Wundpflaster daraus. 3. Das **Fett** stärcket / zertheilet / lindert die Schmertzen / nimmet die Contracturen hinweg / lindert die Hartigkeit der Wunden-Mähler / und füllet die Gruben* (Narben) *nach den Kindsblattern aus. Wann mans innerlich frisch gebrauchet / so taugen sie zur Lungensucht / und das abnehmen des Leibes. 4. Die **Gebein** tröcknen / zertheilen / adstringiren / stillen alle Flüß / und seyn nützlich in Catarrhen / dem Monatsfluß / der rothen Ruhr / Bauchfluß / sie stillen auch den Schmertzen der Gelenck. Man gebrauchet auch die Zähn / die aus dem Kienbacken eines Todten gerissen worden / ... und gebrauchet solche in verzauberten Kranckheiten und zur Ausreissung der zerfressenen Zähn.*

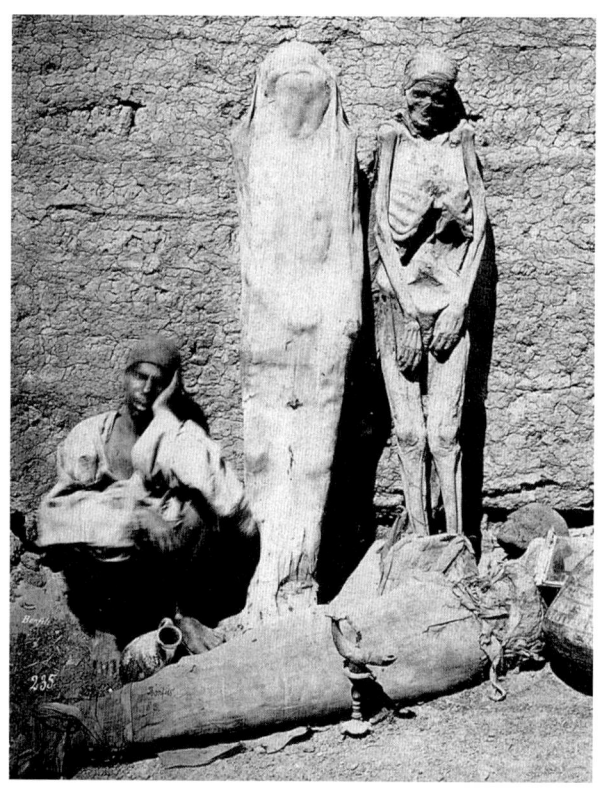

Ägypten, Händler mit Mumien
(Foto Félix Bonfils, 1875)

Also kann man auch die Kröpff / Muttermähler und andere Geschwulsten vertreiben / wann man sie mit der Hand eines verstorbenen Menschen reibet / biß sie erwarmet. 5. Das **Marck** *wird gebraucht wieder die Glieder Lähmung. 6. Die* **Hirnschalen** *tauget vor die Haupt-Kranckheiten / besonders die schwere Noth* (Fallsucht, Epilepsie). *Wann man die Stücklein der Hirnschalen / von einem gesunden und annoch lebenden Menschen / der entweder geschossen / gehauen / oder an der Hirnschalen sonsten verletzet worden / bekommen kan / so dienen sie mehrers vor die schwehre Noth* (Fallsucht, Epilepsie).

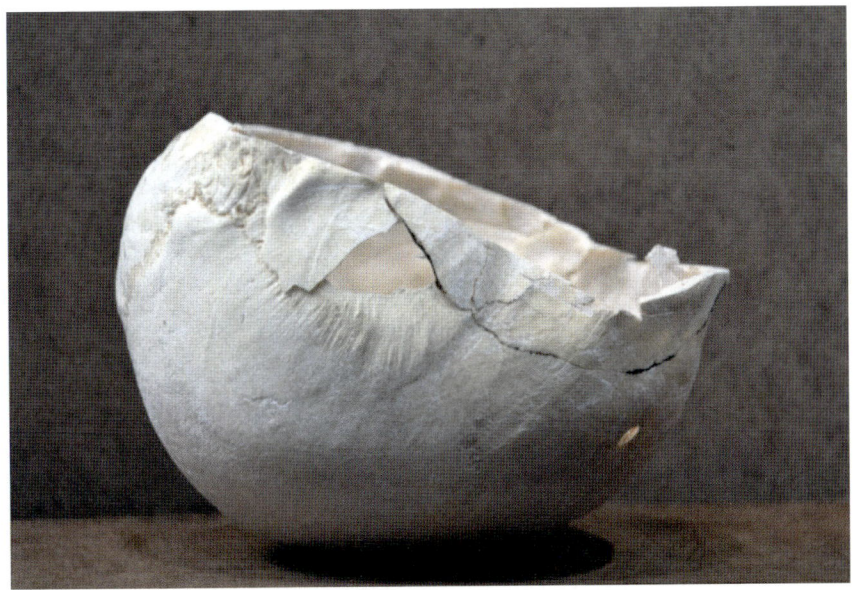

Menschliche Hirnschale, Präparat

7. Das **Gemüs auf Hirnschalen** *(von einem / der gewaltsam getödtet worden / und in der Lufft gelegen) und wird gebraucht im Bluten der Nasen. 8. Aus dem* **Gehirn** *... von einem jungen 24 Jahr alten gesunden Menschen / der gewaltsamer Weise getödtet worden / mit allen Häutlein / Arterien / und Nerven zusammt dem gantzen Rückgrat / zerstoß / und gieß daran Haupt-Wasser /.... Es ist ein vortreffliches Mittel wider die schwehre Noth* (Fallsucht). *9. Aus* **Menschen-Gallen** *machet man mit Spiritus Vini einen Extract, welcher / wann man ihn ins Ohr tropfet / sehr viel in der Taubheit verrichtet. 10. Das* **Hertz** *heilet die schwere Noth / (wann mans tröcknet und giebet).*

PAULINI, S. 13, 29, 41-44, 745-747

Nicht ohne Ursach hält Avicenna (Ibn Sina, arab. Arzt) **Menschenkoth** *dem Theriac* (Allheilmittel aus vielen Arzneien) *gleich. Von der fallenden Sucht* (Epilepsie) *diß Pulver: präparirte* **Menschen-Hirn-schale**, *Hasenlöbgen* (Pfoten), *Elends-Klauen* (Hirschhufen), *jedes ein Quintlein* (zu 3,7 g), *Koths von einer schwartzen Kuh, ein Scrupel* (zu 1,7 g). ... *Darum Stocker nicht vor die lange Weile sagt: man solle mit seinem* **eignen Urin** *die Augen waschen, wovon das Jucken und Fliessen vergeht.... Die* **Asche vom Menschen-Koth** *ins Auge gethan, vertreibt nicht nur die Flecken, sondern benimmt auch alle Tunckelheit* (Blindheit).

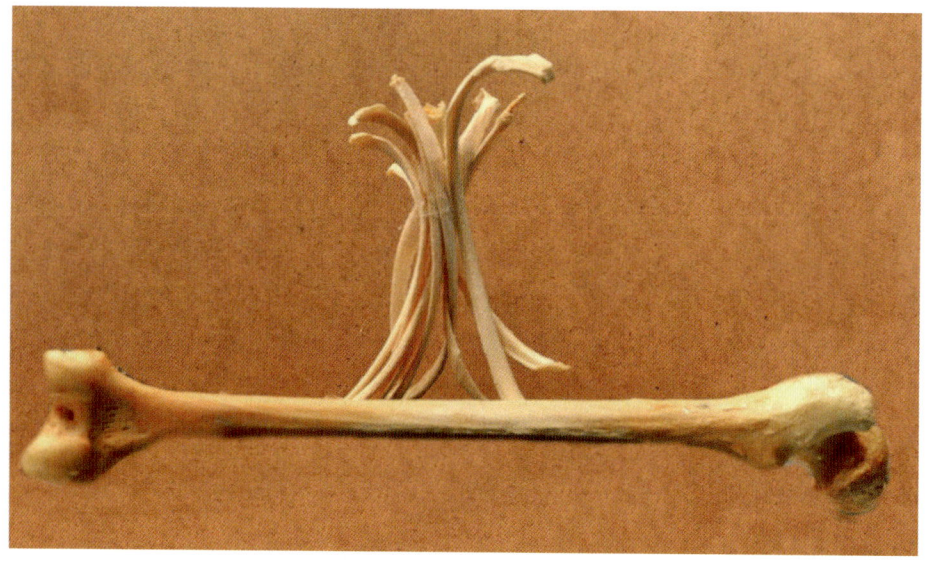

Rippen- und Oberschenkel-Knochen, Präparate

DIOSCORIDES, S. 74, 92, 134, 264-265

Galenus und Aegineta achten in Entzündung des Halses nichts Bessers als **Menschen-Koth**. *Gebrandter Menschen-Koth in einem Tüchlein denen Leuten angehängt, so wegen starcker Hauptflüsse sich gar des Erstickens besorgen, thut ihnen gute Hülffe. ... Von Kröpfen: Christoff Deubald ein Bader, gab kröpfichten Leuten was zu schwitzen, nahm den* **Schweiß** *selbiger und zerstoßnes Königskertzen-Kraut samt der Wurzel, und legte sie über.*

Auch ließ er die Krancke immerfort aus einer **Menschen-Hirnschale** *trincken.*

Von allen andern Dreck-Arzneyen rühmen wir den **Menschen-Urin** *als unter allen das sauberste, und doch allgemeineste Hülffs-Mittel, gegen fast alle Kranckheiten und Zufälle* (Entzündungen).

Sicherlich kann man sagen, dass der gütige Gott jedwedem Menschen seine vollkommene Artzeney in allen Nothfällen beygegeben, wenn man nur den Urin betrachtet, den der Mensch allezeit bey sich hat.

Dienet demnach der Urin äusserlich gebraucht, die Krätze zu vertrocknen, Geschwulsten zu vertheilen, Wunden, auch gar vergifftete zu saubern, dem kalten Brand (Absterben von Gewebe) *vorzukommen.*

Braucht man ihn als Clystier (Einlauf), *so laxirt er, wird er mit Salpeter vermischt, vertreibt er die Schuppen des Haupts, schlägt man ihn auf die Pulse, dienet er gegen das Fieber, tropfft man ihn in die Ohren, heilet er deren Geschwäre.*

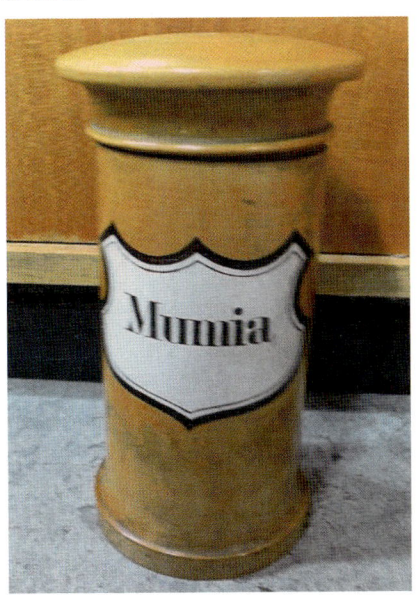

Buchsbaumdose für Mumie, deutsch, 19. Jh.

Thut man ihn in die Augen, vertreibt er deren Röthe, waschet man sich damit, dienet er herrlich gegen das Zittern der Glieder (Nervenzuckungen), *braucht man ihn als ein Gurgelwasser, dienet er gegen die Geschwulst des Zäpffleins, machet man davon mit Asche einen Brey.*

Und schlägt solchen auf, werden dadurch allerley auch podagrische Schmertzen (Gicht) *gestillet. ...*

D. Keßler schreibet / der Menschen-Urin sey eine solche allgemeine vortreffliche Artzeney, dass wenn er selbigen nur bey der Hand hätte, er derer übrigen Artzeneyen aus denen Apothecken gar gerne entbehren wolle.

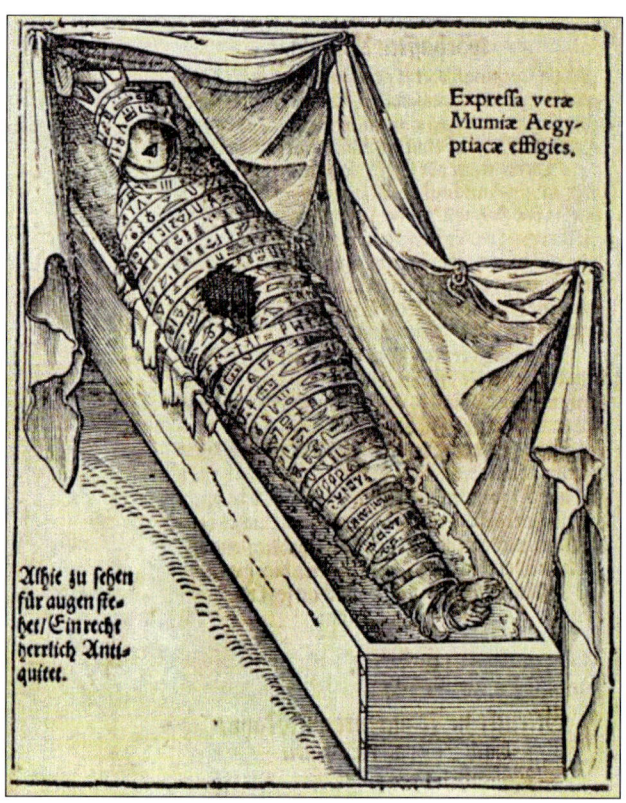

Frühe Darstellung einer Mumie
(Abb. Joachim Strupp, 1574)

LONICERUS, S. 580 - 581, 747   *Der **Speichel**
eines sehr hungerigen oder durstigen Menschen ist scharff und kräfftig / dessen aber der gessen hat / ist schwach.*

Mittelmäßige Natur hat der Speichel aber deren / welche wol gedauet haben / doch nichts gessen oder getruncken. Solchen Speichel streichen die Säugmütter mit großem Nutzen auf die Flechten der jungen

Kindlein ... Es ist der Speichel eines nüchtern Menschen / auch den gifftigen Thiren / welche den Menschen umbringen / von gantzer Substantz zu wider / tödtet derowegen die Scorpionen.

Und in die Ohren gethan / tödtet er die Würm darinnen / und zeucht sie herauß. Der **Schweiß und Unflat** (Dreck) */ so durch den Schweiß vom Menschen gehet / hat sonderliche Krafft zu zeitigen und zu zertheilen. Daher wird er auch auf allerley Geschwulsten gestrichen / dann er zertheilet sie / und wird sonderlich mit grossem Nutzen auff die entzündete Brüste der Weiber gelegt. Das* **Schmaltz oder Koth** *in den Ohren ist gut zum Nabelgeschwer / heilet auch die Schrunden der Lefftzen.*

Der **Harn** *des Menschen reinigt und saubert / ist gut zu der Maltzey* (Lepra) *und Rauden* (Haarausfall) */ dieselbige damit gewaschen. Es reinigt auch die sehr feuchte und faulende Geschwer. Dergleichen die Geschwer der heimlichen Orte und eyterechte Ohren.*

Er heilet den fliessenden Grind (nässender Schorf) *und Schuppen auf dem Haupt / damit gewaschen. Zu den Wunden aber an Händen und Füssen / mag man ihn wol / und ohne Abscheuen gebrauchen.*

Koht des Menschen *also warm aufgelegt / stillet das wilde Feuer* (Gesichtsrose). *Derselb gederret / mit Honig und Wein getruncken / verhält die widekommene Fieber. Ist auch gut der* Gelsucht (Gelbsucht) */ in die Wunden gelegt. Der Menschenkoht verhält die Geschwulst. Der Koht eines jungen Knaben ist trocken / und mit Honig zertriebet / und aufgelegt / heilet und zertheilt er die Entzündung des Halses.*

Menschenbluttwasser, *das beste ist von einem dreissigjärigen blutreichen Mann / im Mayen* (Mai) *gebrannt. Ist gut ein schwindend Glied damit gerieben. Morgens und Abends getruncken / ist gut für die Schwindsucht.*

Auf das Haupt gestrichen macht es Haarwachsen. Und heilt die Fisteln / damit gewachsen / und darein gestreifft.

Menschenkohtwasser *in Balneo Mariae* (Wasserbad) */ destilliert in einem neuen Glas / ist gut übern Brand gestrichen.*

In die Augen gethan wehret es dem Fluß und Fell derselbigen. Macht Haar wachsen / je zwey oder dreymal damit gerieben auf fünffundzwantzig Tag lang. Heilet Beinschäden / damit gewaschen darnach gedörret / und gepulvert /

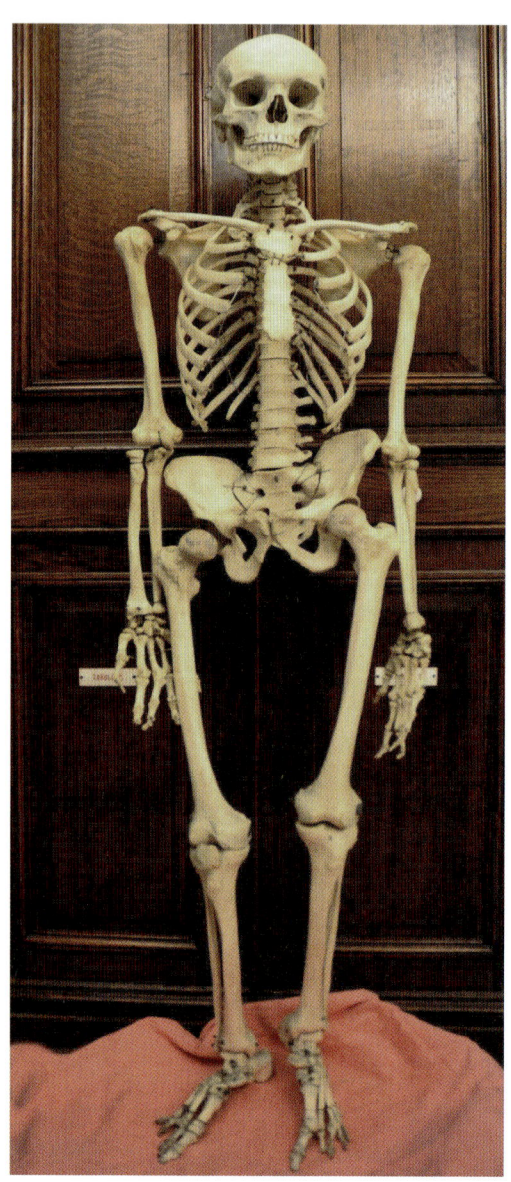

Menschliches Skelett, Präparat, 19. Jh.

Menschenblut *darauf gesprenget / vertreibt die Röte des Angesichts. ...*
Es ist der Speichel eines nüchtern Menschen / auch den gifftigen Thiren
/ welche den Menschen umbringen / von gantzer Substantz zu wider /
tödtet derowegen die Scorpionen. deßgleichen das halbe Hauptwehe ...

mit Majoranenwasser in die Nasen gethan. Mit gelb Violenöhl / oder Bilsenöhl eines Gerstenkorns schwer in die ohren gelassen / vertreibts derselben Wehtun. Heilet das Halßweh vier Gerstenkörner schwer in Sedeneywasser (Mauerfeffer) *zertrieben / und den Halß warm damit gegurgelt.*

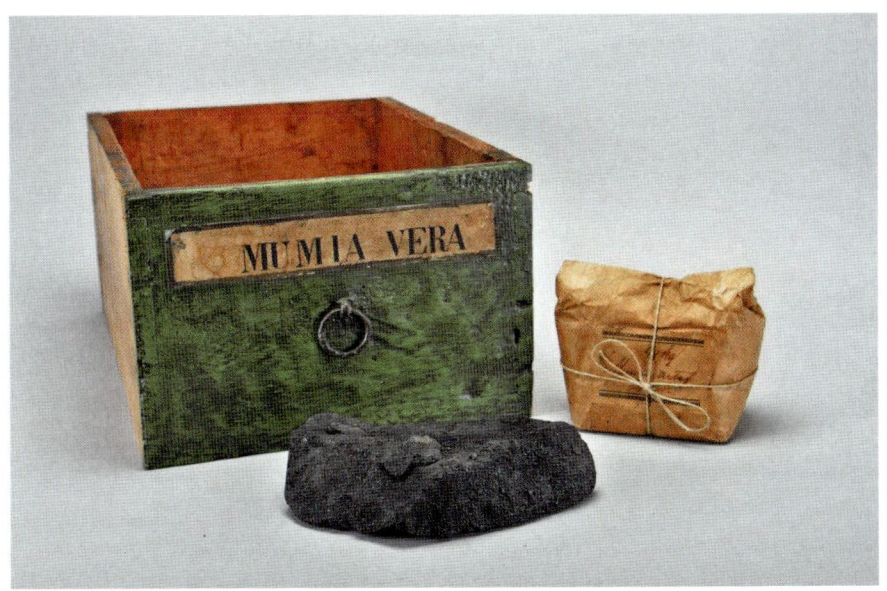

Mumia vera, Apotheken-Schublade und Substanz, 19./20. Jh.

... Leget die Blähung der Winde deß Magens und der Gedärme / mit gesottenem Wasser von Kümmel und Amey (Heilpflanze) *vermischt. Mit Bisem Bibergeyl* (Moschus) *und Campher vermischt / und zu Nasenzäpfflin gemacht / und in die Naslöcher gethan / legt es das langwirige Hauptweh. Heilet das Halßgeschwer mit Honig und Essig gemischt und gegurgelt. Dienet dem Miltzsüchtigen / mit weiß Kümelbrüh eingenommen. Mit Teuffelstreck* (Stinkasant, Heilpflanze) *und Seedistelwasser ist es gut / so einer Gifft eingenommen hätte. Heilet die Scorpionstich / getruncken oder mit frisch Butter übergelegt. Stillet innerliche und äußerliche Blutflüß / deßgleichen auch die Bauchflüsse. Mit Geißmilch getruncken / heilets die Versehrung* (Erkrankung) *der Blasen / Niern / Mannsröhre / und dienet auch denen / so den Harn nicht halten können. Ein Rauch davon gemacht / treibet die vorgefallene Mutter widerum hinein / und stillet derselbigen Wehthum.*

POMET, S. 469-471 *Ausserhalb der **Mumie,** die sich in unsern Läden befindet, verkauffen wir auch **Menschenfett.** Man hält dafür, das Menschenfett sey trefflich gut wider die Stöckflüsse* (Asthmabeschwerden)*, und andere von Erkältung herrührende Kranckheiten. Auch verkauffen wir, ohne das Menschenfett, annoch das flüchtige **Saltz vom Menschenblute** und den **Hirnschedel,** dem **Haar** und **Urin,** samt vielen andern auf Chymische Weise bereiteten Artzneyen mehr...*

*Vom **Moos von Menschenhirnschedel.*** **Die Usnea** *ist ein Auswuchs, einem grünlichten Moose gleich, welches auswendig und inwendig in den Hirnschedeln der Gehenckten, die man sehr lange am Galgen gelassen, entstehet. Die Spezereyhändler übersenden diese mit Moos bewachsenen Köpfe sonderlich nach Teutschland damit es möge zu dem **Unguento sympathetico** oder constellato Crollii gebrauchet werden als ein vortreffliches Mittel gegen die fallende Sucht* (Epilepsie).

Diese Salbe wird dahero die sympathetische genannt, weil sie mit der Wunde eine Sympathie, oder einerley Empfindung zu haben scheint. **(ZEDLER,** Universal-Lexicon 1731-1754)

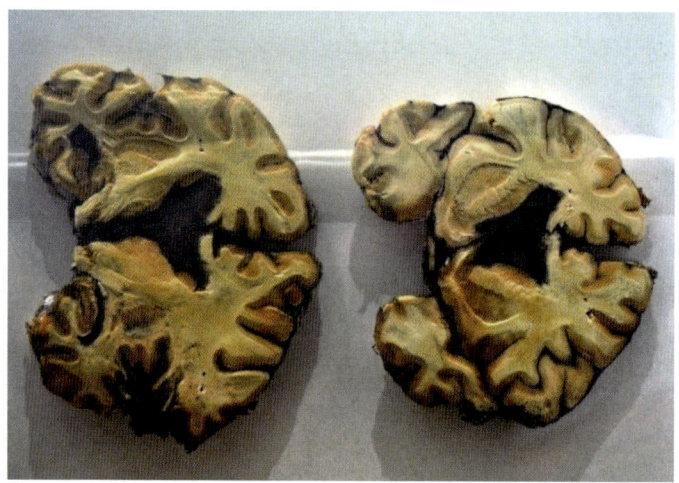

Menschliches Gehirn, Präparat

BOCK, S. 405.

Erstlich so hat die **Milch** *von einer gesunden Frawen das höchst und gröst lob / unnd das nit onbillich. Dann wie Gott den Menschen über alles gethier erhöhet / also hat er auch denselben mit der aller besten Speisen und Artzneyen begabt.* **Innerlich...** *Gemelte* (erwähnte) *warme Milch also nüchtern gedruncken / wescht und seubert alle hannige scharpffe flüß / so vom Haupt auff die Brustt unnd Lungen fallen / darauß gar böse eitterichte wunden und geschwär / und zuletst das abnemen folgen.*

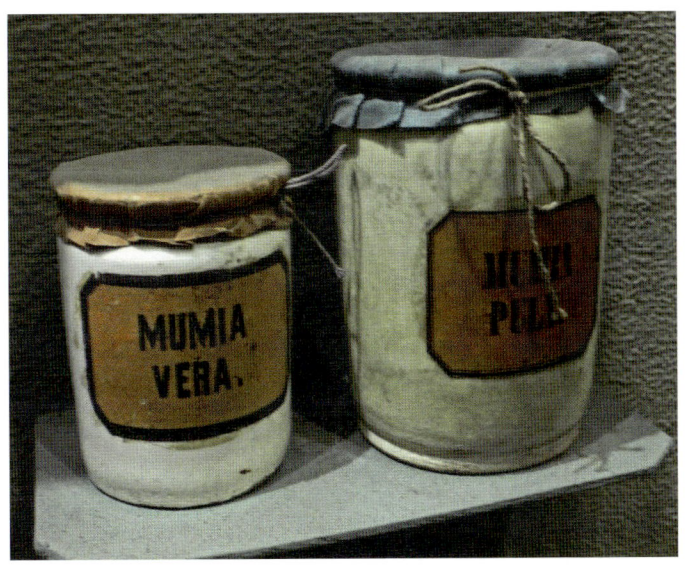

Glasgefäße mit Mumia vera und Pulver, 19. Jh.

Rhasis (persischer Arzt) *lehret, das ernendte* (erwähnte) *Milch gut sey zu dem druckenen dürren Husten / des gleichen für die hitzige brunst* (Entzündung) *der blasen / unnd denen so ober Cantarides oder Nießwurtz / unnd des gleichen ober schädliche gifftige ding gedruncken haben / denselben soll man auff stund warme Kumilch zu trincken geben / ... die Milch ist von natur glatt / feißt / gelind / unnd ohn alle scherpffe / wie das öly / darumb so benimpt sie dem gifft seine scherpffe / fegets und weschets gar seuberlich. Alle alte verzehrte Menschen sollen sich zur Milch genähen, dann Milch mehret das geblüht unnd Menschlichen samen / verzehret die groben zähen phlegmatische han-*

nige und versaltzene flüß / daruon stäts grosser Hüsten mit eitter unnd blüt außwerffen folgen / darumb sagt Anicenna das solche verwundte Brust und Lungen rörlein mit Milch / geseubert werden / unnd zur heilung gefürdert / fürnemlich wann die Milch mit wenig Honig vermenget warm getruncken wird.

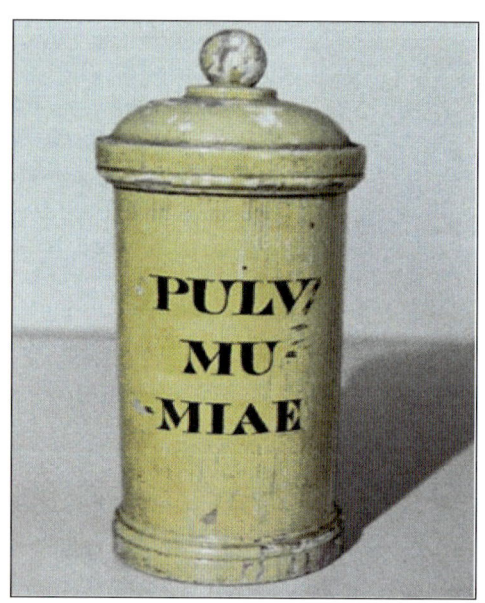

Holzstandgefäß für Mumienpulver, 19.Jh.

Eusserlicher brauch des Milch*. Eusserlich würt Milch auch zu vilen presten* (Erkrankungen) *erwehlet / dann den unmündigen jungen Kindlein kann man sonst mit keiner Artzney / dann allein mit Milch unnd Honig helffen / dann sobald demselben die äuglein schwären und voller hitz erscheinen / pflegen die Seugmütter Milch darein zu spritzen. Dioscorides lehret man soll Frawen Milch mit gestossenem Weirauch und Opio vermischet / über die rote geschlagene augen legen / denselben soll darmit geholffen werden. Auch welche Menschen von grossem schmertzen der augen nicht können schlaffen / die sollen leinen düchlin inn Frawen Milch mit Rosen Wasser unnd Eier Klar vermischet netzen / und warm oberlegen / das hilfft wol / und bringet güte rhüe. Aller hand geschwär / was die am leib sich erheben / sonderlichen inn den Augen / im Mund / und heimlichen enden / die mögen mit Milch erweicht und gemiltert werden.*

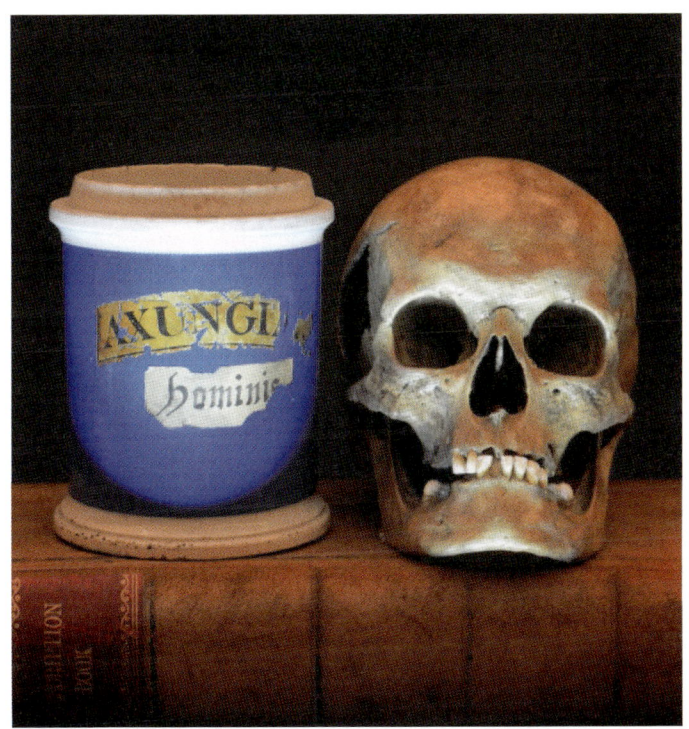

Gefäß für Menschenfett und Schädel
Steingut, England, 19. Jahrhundert

Die geschwäre des Munds / die knollen oder mandel im hals / sollen mit warmer Milch geweschen und gargarisiert (gegurgelt) *werden / das bekompt vast wol / dann warlich Milch ist sehr milt und heilsam / miltert unnd wehret dem schmertzen oder geschwär unnd wunden in allen innerlichen und eusserlichen glydern / dann wa im Hindern und heimliche enden /*
bei de Frawen und Mannen für hitzige geschwer / schrunden und wunden sich zütragen / und fürfallen / mögen gewißlich mit Milch gemiltert und geheilet werden /...
umb solcher ursach willen brauchet man Milch zu den versehrten Därmen / zu der geschwollenen und verwundten Mutter / durch Clystierung (Einlauf) *inn leib empfangen unnd zäpfflein darinn geweicht.*

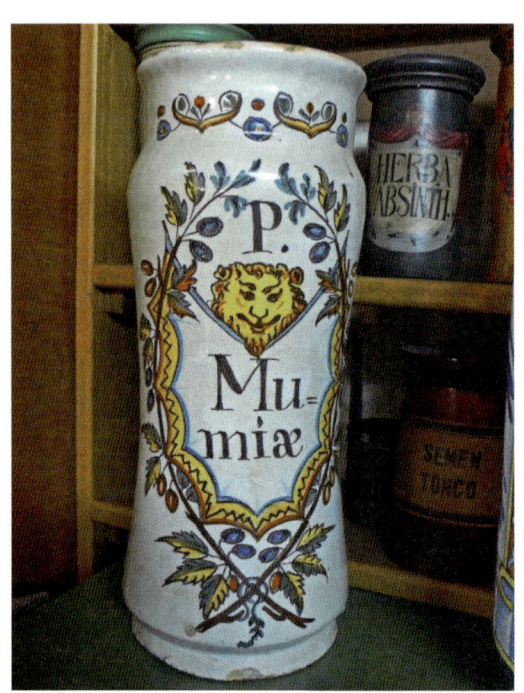

Fayence-Albarello für Mumienpulver

WIKIPEDIA, 03/ 2015   ***Menschenfett, Axungia** hominis.*
Mit eher heilmagischer Bedeutung wurde es als Armsünderfett oder Armsünderschmalz bis in das 19. Jahrhundert ... hergestellt und verkauft. ... es wurde unter dem Handelsnamen Humanol auch in steriler, verflüssigter Zubereitung für Injektionszwecke in der chirurgischen Therapie bei Narbenbehandlung, Wundrevisionen (Kontrolle und Reinigung) *und Wunddesinfektionen* (Entkeimung) *angeboten (1909 bis ca. 1920). ... Zur äußerlichen Anwendung enthielten vorgebliche faltenglättende Cremes verschiedener Hersteller (z. B. Placentubex C, Placenta-Serol) noch bis in die 1980er Jahre menschliches Fett aus Plazenten.*

WIKIPEDIA, 06 / 2015   ***Cranium** humanum.*
Menschenschädel. Dem Kopf als vornehmsten Teil des Leibes wurden besondere Heilkräfte zugesprochen. Das ... Wirkungsprinzip lag jedoch nicht in seinen physikalischen oder chemischen Eigenschaften begrün-

det, sondern vielmehr in unsichtbaren, spirituellen Lebenskräften, die auch noch über den Tod des Menschen hinaus wirkten. ...

Cranium humanum wurde vor allem bei Erkrankungen eingesetzt, die mit damaligem Kenntnisstand nicht erklärbar waren und deren Ur-sachen schließlich magischen oder dämonischen Einflüssen zuge-schrieben wurden, wie Lähmungen, Schlag- und Krampfanfälle, Epi-lepsie oder außergewöhnlich starke Regelblutungen. ...

Hier galt der Befall des Patienten durch böse Mächte als Auslöser.

MOSCHUSHIRSCH

Bisam Reh, Moschus Moschifereus, Capreolus Moschi

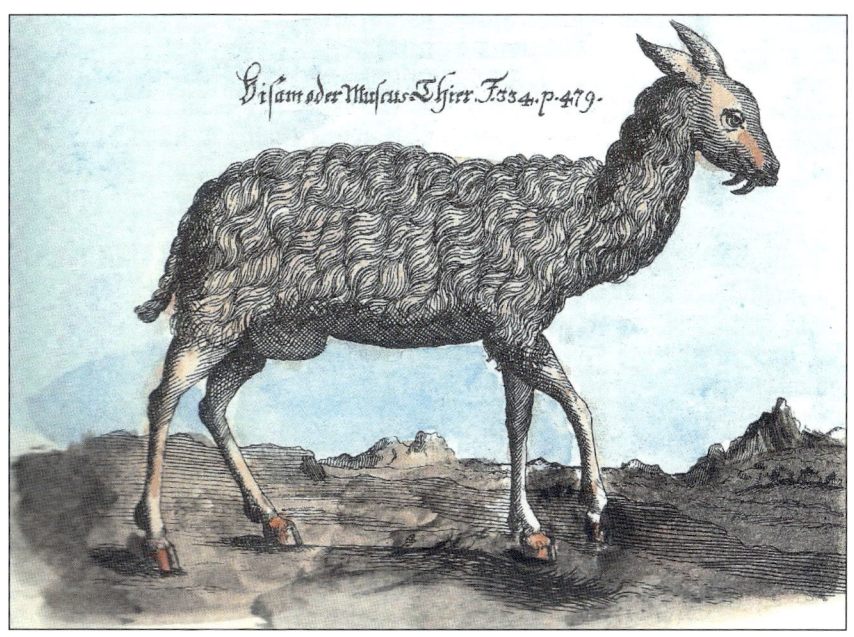

Moschushirsch (Abb. LONICERUS)

Als **Moschus** oder **Bisam** wird eine cremeartige Masse bezeichnet, die in den Moschusbeuteln, die zwischen Geschlechtsorganen und Nabel liegen, gebildet werden.

Moschus ist über zwei Jahrtausende als Arzneimittel bei Epilepsie, als Aphrodisiacum und zur Herz- und Nervenstärkung verwendet worden. In der chinesischen Volksmedizin wurde und wird Moschus noch heute zur Erhöhung des Testosteronspiegels als Dopingmittel eingesetzt. Allein der Geruch soll schon aphrodisierend (sexualanregend) wirken.

SCHRÖDER, S. 1314-1317   *Moschius oder Moschi.*
Capreolus. *Er wärmet, tröcknet / machet dünn / zertheilet / stärcket das Hertz / dienet wider Gifft und dem Haupt. Er beweget auch das Geblüt / dann wann man in der Brust eine Wunde bekommen / und kein Blut heraus fliessen will / sondern in der Brust bleibet / so darff der Krancke nur gr. 1 Bisam unter der Zungen halten / so wird es gleich anfangen zu fliessen.*

LONICERUS, S. 606 u. 741   **Bisem Rehe**, Capreolus. Moschi.
Der Bisem ist hitzig und trocken im andern Grad. Stärket das Hertz und alle innerliche Glieder / erwärmet das Hirn mit seinem guten Geruch / oder so es gestossen / in die Naslöcher gethan / mit Petroleo (Stein- oder Erdöl) *gemischt wird / stärcket es die lahme Glieder / damit gerieben. Eins Gerstenkorns schwer gekäuet / wehret es dem stinckendem Athem. Ist gut dem Schwindel und macht gut Geblüt. Niesen von dem Bisem / hilfft wider den Schlag. Man thut ihn in Pilulen* (Pillen)*, Salben / und Augenpulver / vertreibt die Flecken / uns alle böse Feuchtigkeit Aufs Haupt gestrichen / stärcket er und vertreibt den Schnuppen ... Er wird meistens gebraucht in Hertz-Kranckheiten / Hertz-Klopfen. Er erhält nemlichen die Lebens-Geister / erwecket und erquicket selbe / tauget deswegen in Haupt- und Nerven-Beschwerden / die von der Kälte / und denen dicken Feichtigkeiten herrühren / wie auch in der Colic / wann man selben unter die Clystir* (Einlauf) *menget. Weilen der Bisam das Geblüt beweget / als sollen diejenigen / die dem Nasenbluten / Mutterfluß und blutausspeyen / unterworfen seyn / selben nicht zu viel gebrauchen.*

Eusserlich detergiret (löst) *er den Augen-Stahren / tröcknet die feuchten Flüß / reitzet zu Beyschlaff / bringet das Gehör wieder / wann man ihn in einer Baumwollen in die Ohren thut.*

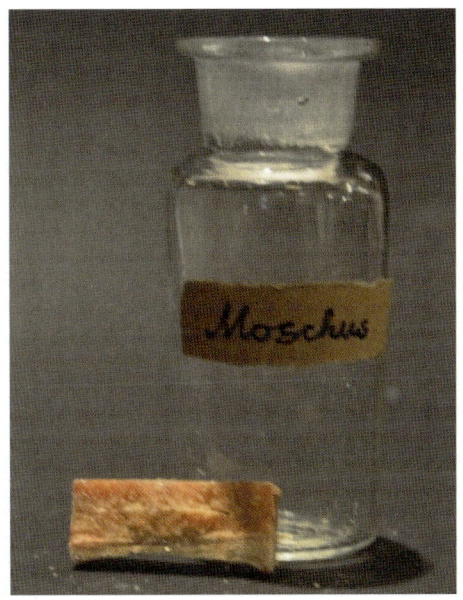

getrocknete Moschus-Substanz
in Glasfläschchen deutsch 20. Jh.

Weilen er durch seinen lieblichen Geruch die Mutter an sich ziehet / als soll man ihn dergleichen behaffteten Personen nicht geben / doch er kann alsdannn der weiblichen Scham appliciret werden / dann auf diese Weise wird die Mutter wieder zurück gezogen.

POMET, S. 479-484   *Vom **Muscus** oder **Bisam-Thier.***
Was wir aber Mosch / oder Bisam zu nennen pflegen, solches ist verdorben Blut, welches sich unten an dem Bauche dieses Thierleins, wie ein Geschwüre (Blatter) zusammen setzet. Wann nun das Thier getödtet ist, schneiden sie ihm die Blatter aus. Drauf ziehen sie den darinne befindlichen Bisam heraus, welcher dazumahl als wie gelieffert Blut siehet.

Der Bisam wird weniger zu Artzney gebraucht, weil er den Frauenspersonen sogar zuwider, hingegen brauchen ihn die Parfümirer desto mehr.

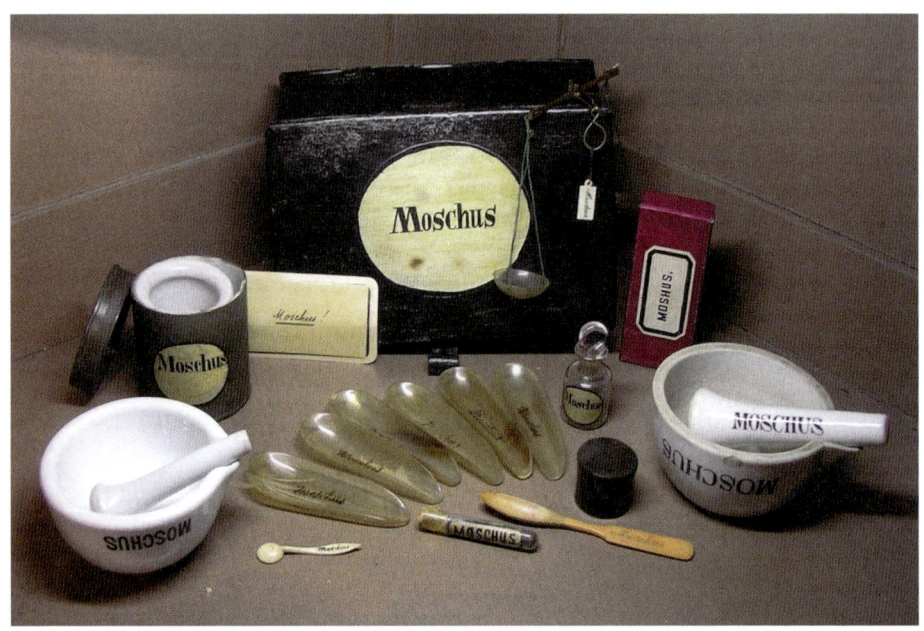

Apothekengefäße, Waage und Hornlöffel für Moschus,
Porzellan, Blech, Alabaster, Glas, deutsch, 19. / 20. Jh.

BRANDT, Bd.I, S. 49-50   ***Moschus moschiferus,***
Bisamtragendes Moschusthier.
Man wendet den Moschus meist in Pulverform, rein, oder in Verbindungen, an. Man benutzt ihn **innerlich** *gegen Krankheiten mit gesunkener Lebenskraft, namentlich in bösartigen Fiebern, Nervenfiebern, Faulfiebern, gegen spasmodische* (krampfartige) *und konvulsivische* (mit Zuckungen) *Krankheiten, bei Lähmungen, männlichem Unvermögen, Geisteszerrüttungen, hysterischen Beschwerden, u.s.w. ...*
Aeusserlich *hat man ihn in Klystieren bei durch Krampf verhindertem Schlingen, in Zahnpulvern bei cariösen Zähnen und in Form der Kügelchen gegen krampfhafte Stuhlverhaltung empfohlen. Der Gebrauch gegen Ungeziefer und bei Kontagien* (Infektionsquellen) *ist bekannt.*

HAGER, 1876, Bd.II, S. 477-478   *Vom **Muscus** oder **Bisam***.
Der Moschus gehört zu den flüchtigen Erregungsmitteln. Er steigert die Respiration, Circulation, Hautthätigkeit, Harnabsonderung. Kleinere Gaben sollen die Thätigkeit des Gehirns anregen, größere aber Betäubung bewirken. Nach längerem Gebrauch nehmen alle Sekretionen Moschusgeruch an. Man giebt ihn bei typhösen und anomalen Fiebern, Starrkrampf, Keuchhusten, Convulsionen, Hysterie, Neurosen etc.

HAGER, 1927, Bd.II, S.185
Moschus regt das Nervensystem an, beschleunigt den Puls und die Respiration und befördert die Schweißsekretion. Große Gaben erzeugen Schwindel, Kopfweh, Zittern, Schläfrigkeit. Man verwendet ihn als Stimulans bei plötzlich eintretendem Collaps, Blutungen usw. Näheres über die Wirkung ist nicht bekannt; sie ist auch recht fraglich.

HEINIGKE, S. 440   ***Moschus,** Moschus moschiferus.*
Zu berücksichtigen bei ... Anomalien des Nervensystems, namentlich bei Hysterie, temporärer Schwäche, Erschöpfung mit drohender Herzlähmung, Ohnmachtsanwandlungen, Krämpfen an Rumpf und Gliedern, ungewöhnlichen Erregungszuständen oder Erschlaffung der Geschlechtsorgane.

MUSCHEL

Conchae, verschiedene und

AUSTER

Ostrea edulis

SCHRÖDER, S. 1359   ***Muscheln.***
Conchae. Unter allen Wasser-Thieren soll keines ein so großes Verlangen haben / Menschen - Fleisch zu essen / dann eben dieses Geschlecht.

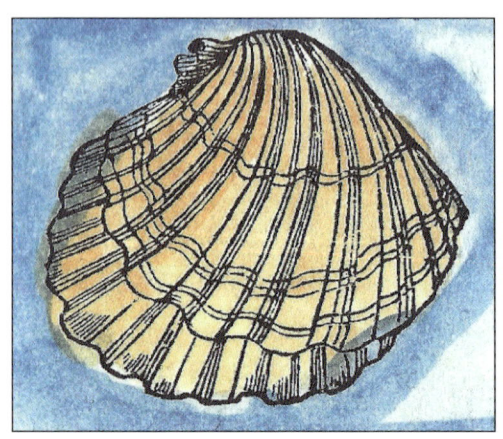

Herzmuschel (Abb. LONICERUS)

*In Apothecken hat man 1. die Schalen, 2. das Fleisch, 3. die Perlen.
1. Diese Schalen tröcknen / treiben den Schweiß / abstergiren / dahero
gebrauchet man sie innerlich in Fiebern / die sie durch Schweiß treiben
heilen / eusserlich taugen sie zum Zahn-Pulver / Feigwartzen / wann
man derer Kalch (Kalk) gebrauchet. 2. Das Fleisch der Muscheln / d. i.
das Wesen / das man essen kan / tauget meistens in die Küchen / und
vor das viertägige Fieber.*

SCHRÖDER, S. 1363   ***Ostrea****.*
*Ist eine Art von runden Meerschalen. Sie vertreiben die Pest-Beulen /
und ziehen alles Gifft an sich / man muß aber an den Arm binden /
allwo die Achsel-Ader durchläuffet / wann die Beule nemlichen an der
Achsel ist / ist sie aber an der Oede (ausgetrocknet) / so muß mans aber
auf die Ader an denen Hüfften legen. Derer Schalen kann man statt der
Muscheln gebrauchen.*

LONICERUS, S. 703-704   *Purpur* **Muscheln gebranndt** */
trücknen und säubern die Zähn / Zahnfleisch und Geschwer. Buccinae
(trichterförmige) Muscheln haben auch die Art / seyn aber hitziger. Mit
Saltz gefüllet / brenn es in einem irdinen ungebacknen Hafen (Topf) /
sie dienen zu den Zähnereinigungen / Dentifricia.*

Die Muscheln / unguis odoratus, oder Blatta bisantia genannt / geben wolriechende Räuchwerck / etlichermassen wie Bibergeyl. Die Frauen beräucht man darmit wider das Aufsteigen der Beermutter und Fallen-desucht. Getruncke laxieren (abführen) *sie.* **Gepülvert** */ mit Essig ein-genommen / erweichen sie das Miltz / und verzehren die bösen Feuch-tigkeiten.*

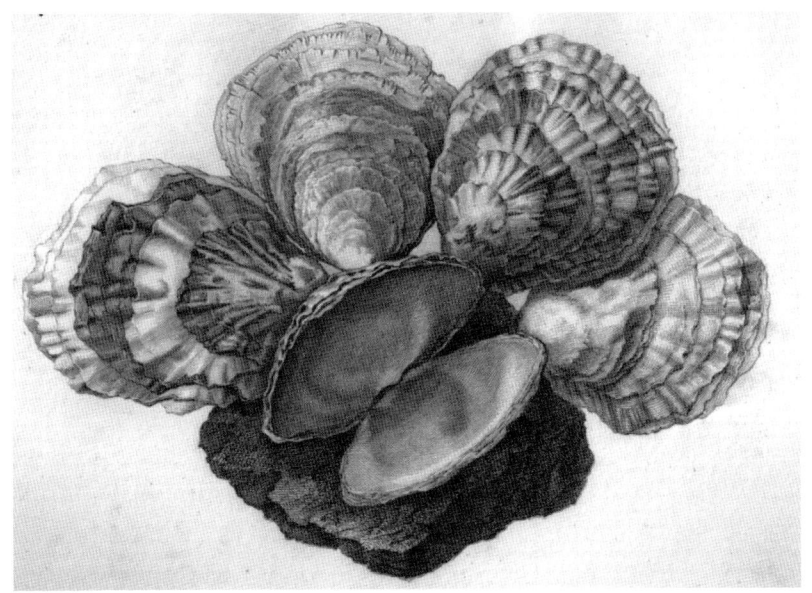

Austern (Abb. BRANDT)

BRANDT, Bd. II, S. 345   *Ostrea edulis, die eßbare* **Auster***. In medizinischer Hinsicht hat Nauche neuerdings frischen* **ganzen Austern** *bei mehreren Unterleibserkrankungen statt der ekelhaften Weinbergschnecken empfohlen. Den* **Saft** *frisch gefangener Austern braucht man in der Kardiologie mit großem Erfolg. Die* **Austern-schaalen** *... reicht man wohl gereinigt und fein gepulvert, zum Ab-sorbieren als Conchae oder Testae Ostreae in Pulvern, Pillen, Lat-wergen u.s.f.*

HAGER, 1876, Bd. I, S. 668   **Auster,** *Conchae praeparatae. Die präparirten Austernschalen werden wie das reine Kalkcarbonat als Absorbens* (zur Gasbindung)*, Antacidum* (zur Säurebindung) *und*

Antidiarrhoicum (gegen Durchfall), *besonders bei Kindern, angewendet. Sie sind ein gewöhnlicher Bestandtheil der Kinderpulver, welche aus älterer Zeit datiren. Zuweilen sind sie auch ein Bestandtheil einiger Zahnpulvermischungen und Einstreupulver.*

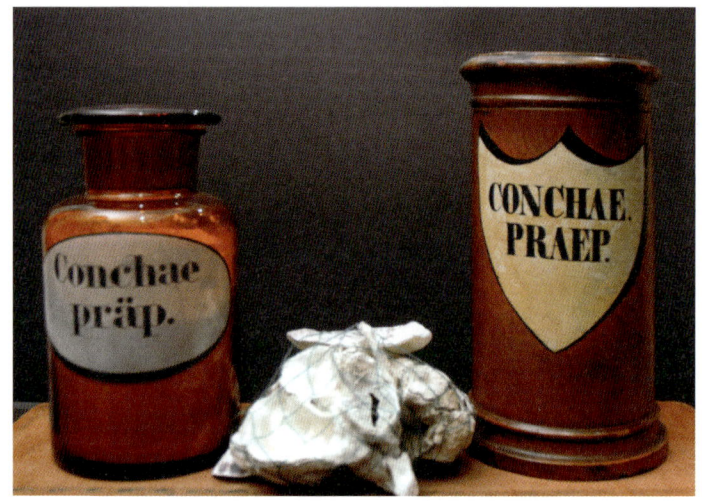

Apothekengefäße für Muschelschalenpulver
Glas und Holz, Deutschland, 19. u. 18. Jh.

HAGER, 1925, Bd. I, S.737   ***Auster,*** *Ostrea edulis.*
Anwendung in der Homöopathie. Früher zu Zahnpulvern; sie werden besser durch geschlämmte Kreide oder Calciumcarbonat ersetzt, da sie den Zahnschmelz ritze.

Die Gehäuse von Meeresschnecken wurden als Muscheln angesehen und ebenso verwendet (siehe Kauri).

Im Apotheken-Museum der Adler-Apotheke Dortmund befindet sich auch eine Riesen- oder Mörder-Muschel (Tridacna gigas), die bis zu 400 kg wiegen kann, sowie die im Mittelmeer vorkommende Steckmuschel (Pinna nobilis), die Größen bis zu 120 cm erreicht. Sie wurden wegen angeblich aphrodisierender Wirkung ihres Muschelfleisches und der Schließmuskeln überfischt und stehen jetzt unter Artenschutz.

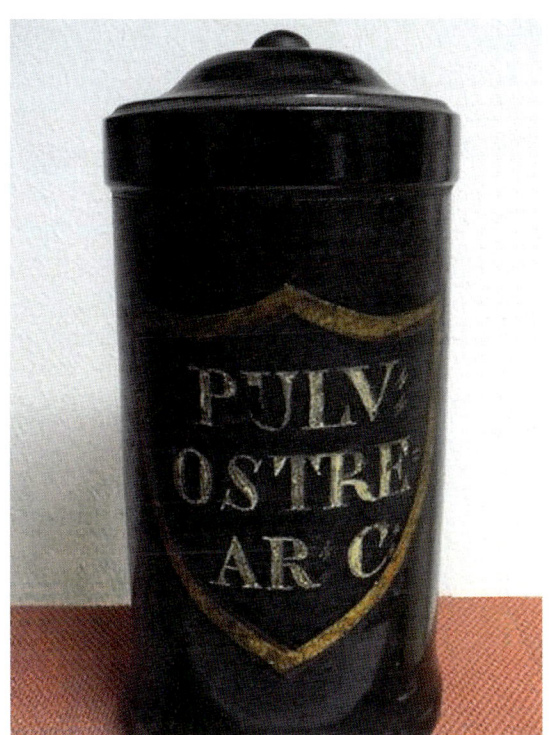

Apothekengefäß für Austernpulver
Holz, Österreich 18. Jh.

RABE

Raab, corvus und

RABENVÖGEL

Rabenvögel wie **Dohle**, *monedula*, **Eichelhäher**, *graculus*, **Elster**, *Atzel, pica*, und **Krähe**, *Krae, cornix*, gelten als besonders kluge Vögel. Wie auch der Rabe können sie manchmal die menschliche Sprache nachahmen; sie wurden früher als zukunftskundige, weissagende Götterboten angesehen.

LONICERUS, S. 672-673   ***Raaben, Kräen und Doolen***

/ seynd allesamt einerley Geschlecht Vögel ... auch schwetzen wie die Atzeln (Elstern). *Der Heher und der Atzel ...so lernt er reden / wie ein Mensch. Das **Fleisch** ihrer Jungen ist gut zur Schärffe ihres Gesichts. Junge / Atzeln geropfft / mit aller Substanz gehackt / und in reinen gläsern destilliert. **Diß Wasser** ist gut zu den entzündete Schäden / Tüchern darinnen genetzt / deß Tags zweymal darauf gelegt / und selbst trücknen lassen. Verreibt auch die Flecke / Röte / Fewll* (Fäule) *und andere Gebrechen d' Auge / ein Stund vor Nacht darein gethan.*

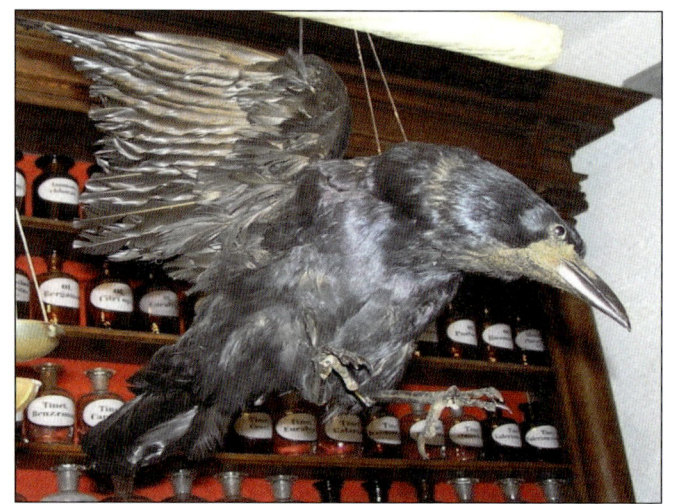

Rabe, Präparat

SCHRÖDER, S. 1343   ***Kraye.*** *Cornix.*

Kyranides meldet / wann man dessen Koth in Wein trincke / so soll er die rothe Ruhr heilen.

In Apotheken hat man 1. die jungen Raben. 2. Das Gehirn. 3. Das Fett und Geblüt. 4. Den Koth, 5. Die Eyer.

*1. Die jungen Raben taugen / wo man sie zu **Aschen** brennet / in der schweren Noth.*

*2. Das **Gehirn** ist gleichfals in der schweren Noth zugebrauchen.*

*3. Das **Fett und Geblüt** machet die Haar schwartz / welches auch bey denen Schafen war seyn soll.*

*4. Der **Koth** stillet den Husten der Kinder / wie auch das Zahnweh (wann man ihn an Hals henget).*

*5. Die **Eyer** geben etliche in der rothen Ruhr* (blutiger Durchfall).

PAULINI, S. 69, 96, 160   *bei Zahnweh:* **Rabenkoth**
in einen hohlen Zahn gethan, macht, daß er außfält, und folglich der Schmertz vergeht / Rabenkoth den Kindern an den Halß gehängt soll wider den Husten und Zahnweh seyn.
Elsterkoth *in warmer Zwetschenbrüh konnte bei Hartleibigkeit und Verstopffung des Leibes leichtlich wieder helffen.*

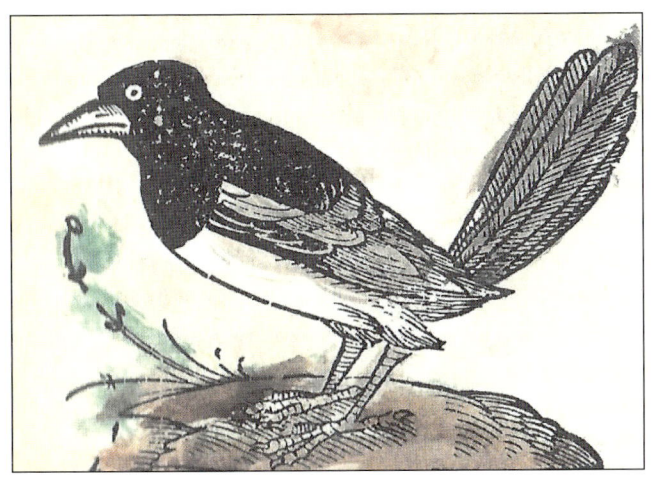

Elster (Abb. LONICERUS)

SCHRÖDER, S. 1352   *Azel. Pica.* Elster.
Dieser Vogel tauget sehr wol wider die dunckele Augen / Röthe u. Schmertzen derer / wann man ihn isset / oder dessen Asche in die Augen thut. Er tauget auch vor die Tobsucht / schwere Noth / Melancholie (wann man die Aschen davon giebet). Er tauget auch vor Mutterbeschwerden. ... Das Wasser von Elstern / wider die schwere Noth (Fallsucht, Epilepsie).

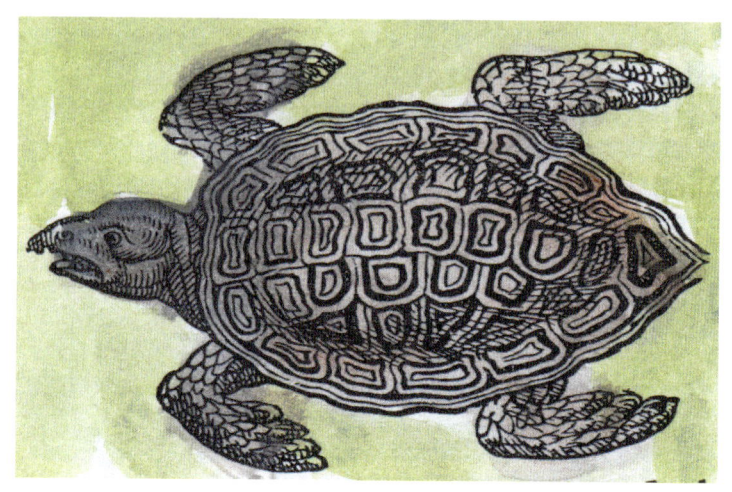

Land-Schildkröte (Abb. LONICERUS)

SCHILDKRÖTE

Chelonii, Testudinata, verschiedene Arten

Meeres- und Riesenschildkröten dienten Seeleuten früher bei langen Fahrten als robuste „Lebendkonserven" und Fleischlieferanten. Dies führte weltweit zur Bestandsgefährdung und fast völliger Vernichtung der Riesenschildkröten. Die **pazifische Karrettschildkröte** war auch wegen ihres **Schildpatts** (stark gemusterte Hornplättchen) sehr begehrt. Auch sie wurde fast ausgerottet und deshalb auch unter weltweiten Artenschutz gestellt.

In der Volksmedizin wurde die **Galle** der Meerschildkröte mit Honig vermischt als Arznei bei Augenerkrankungen gegeben. Das **Blut** mit Wein und Römischer Kamille getrunken, sollte gegen die Folgen eines Bisses von Tieren schützen. Den **zu Asche gebrannten Schild** nahm man gegen die Epilepsie, Geschwüre und Fissuren (Hauteinrisse). Große Heilwirkung wurde auch dem **Harn,** der **Galle** und **Leber** zugeschrieben.

Nach der Signaturenlehre wird die Schildkröte wegen ihrer langen Lebenszeit und des kräftigen Rückenpanzers mit „ewigem Leben bei voller Kraft" verbunden.

106

SCHRÖDER, S. 1366   *Schildkrotte. Testudo.*

*In Apotheken hat man 1. die Schenckel / 2. das Geblüt / 3. die Galle. Die **Schenckel** seyn ein gewisses Podagrisches Mittel (Gichtmittel) / man gebraucht sie aber also: Man nimmet ein Männlein von Schild-Kroten / ... diesem schneidet man lebendig alle Füß ab / schliesset sie in enge Säcklein / und muß man den rechten Fuß dem rechten Schenckel des Krancken appliciren (anheften) / den lincken aber dem lincken Schenckel / den vordern rechten Schenckel gebrauchet man zum rechten Arm / den lincken zum lincken.   2. Das **Geblüt** von einer Wasser- oder Erd-Schildkroten ist innerlich ein rechtes Antidotum (Gegengift). Das Geblüt von einer Erd-Schildkroten tauget in der Schwindsucht (frisch und roh), getröcknet aber zur schwehren Noth. 3. Die **Galle** tauget denen Augen. Die **Leber** tauget zur Mutter Kranckheit. Aus der Schildkroten bereitet man auch ein Mittel zum Krebs.*

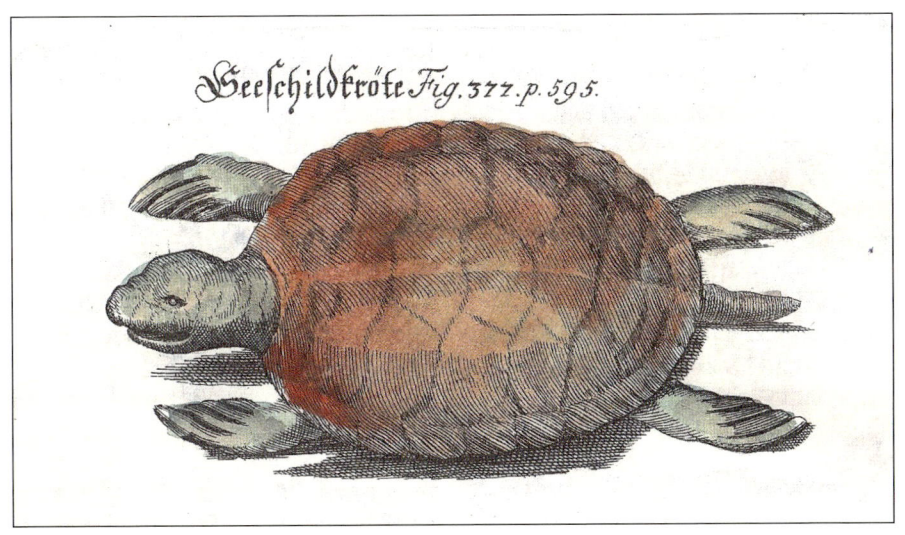

Meerschildkröte (Abb. POMET)

LONICERUS, S. 626-627   *Schiltkrott, Testudo*

*... ein weiß Fleisch / und zu der Schwindsucht gekocht und genossen sehr gerühmet wird. Das **Blut** von den Schildkrotten wird zu vielen Gebrechen und Schwachheiten deß Menschen in der Artzney gebraucht. Das Blut an die kaale Ort deß haupts gestrichen / macht Haar wachsen / heilet die Schüpfen und grinden des Haupts so mans läst trocken darauf werden.*

*Mit Frauenmilch in die Ohren gethan / stillet es derselbigen Schmertzen. Die **gall** macht klare Augen / in die Nase gethan oder dieselbige damit gerieben / ist gut für die falllende Sucht.*

POMET, S. 598   *Von der **Schildkröte / Caret***

Diese Schildkröte ist die kleinste von den drey Geschlechtern derer Schildkroten.

*Das **Öl** ist ein treffliches Mittel zur Stärkkung der Nerven, zum Hüftweh, uns zu allerley kalten Flüßen. Das Oel, das aus dem Schmeer (Speck) und Fett dieser Schildkröten bereitet wird, ist hitzig, und wird von den Wilden und Frantzösischen Einwohnern hochgehalten, indem sie sich dessen wider das Hüfftweh, Podagra (Gicht), Krampf und Lähmung der Glieder zu bedienen wissen.*

GESNER, S. 389, 391   ***Testudo Marina.***

*Eine der Meer-Schild-Krotte. Nur eines und deß andern zu gedencken / so ist ihr **Blut** / wenn es auffgefast und gedörrt wird / nutzlich wider allerley gifftiger Thiere Biß / auch zu der fallenden Sucht / als wie von dem Blut der anderen Schildkrotten angezeigt worden. Die **Gall** von dieser Schildkrotten ist am gebräuchlichsten / dann sie übertrifft in der Krafft und Würckung alle anderen Gallen: ... ist nützlich zu den Gebrechen der Augen / ... als für die Dunckelheit (Erblindung) / für die Flecken und für den Staar / Auch zu den Mängeln der Ohren / und etlichen Flechten / so um sich fressen / als da sind Anmähler / und dergleichen.*

BRANDT, Bd. I, S. 187   **Chelonii,**

Schildkrötenartige. *Ehedem war die medizinische Anwendung der Schildkröten viel umfassender. Das **Fleisch**, welches, in geringer Menge genossen, Bauchgrimmen, in größerer Durchlauf hervorbringen sollte, wurde gegen Vergiftung durch Salamander gerühmt. Das **Blut** frisch geschlachteter Schildkröten empfahl man als ein den Haarwuchs*

beförderndes Mittel, dann gegen Schwindsucht, gegen Hautkrankheiten, umd mit Milch in die Ohren geträpfelt gegen Ohrenentzün-
dungen. Getrocknet und gepulvert diente es als Gegengift. Die einem
Männchen abgeschnittenen Füße, jeder einzeln in Bockleder genähet
und auf die ihm entsprechende Hand und Fuß eines Gichtkranken gebunden, werden von Rhases, Porta, Solenander und Schenk als wirksam
gepriesen.

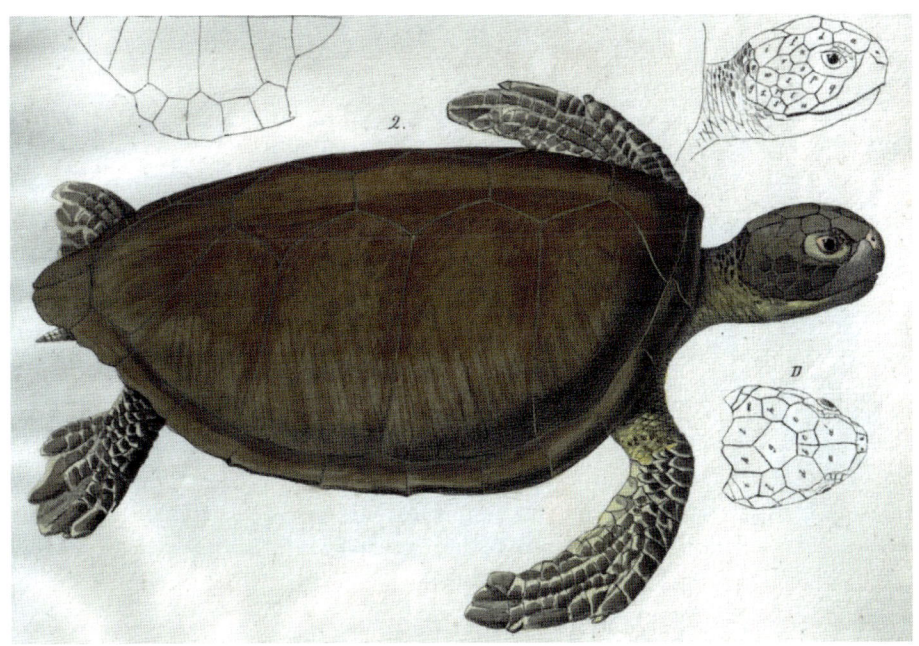

Meerschildkröte (Abb. BRANDT)

SCHLANGE

Serpens, Colubridae, Natter und

VIPER

Vipera berus und andere Arten

Schlangen sind das älteste Symbol für Schöpfung und Sexualität; im
Volksglauben sollen sie mit dämonischen Kräften ausgestattet sein.

109

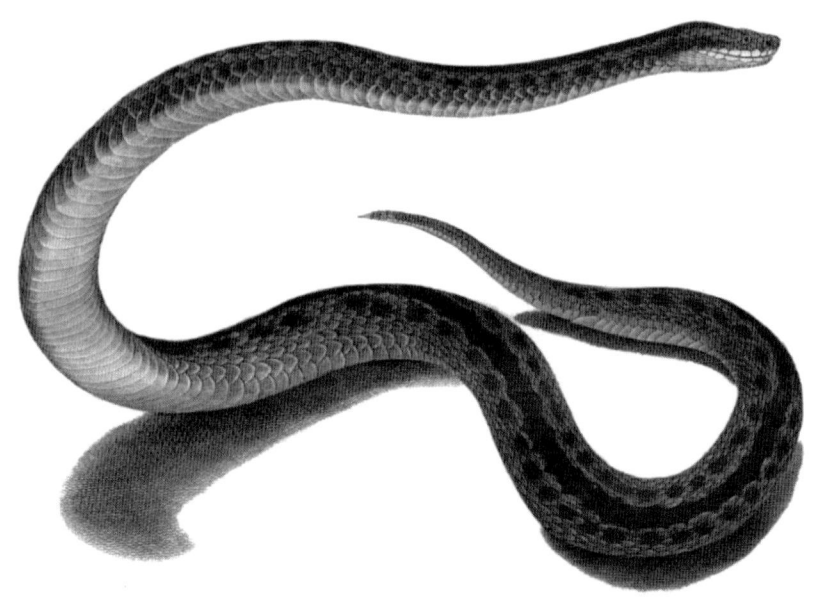

Viper (Abb. BRANDT)

Durch die scheinbare Fähigkeit zur Selbsterneuerung (Häutung) sind sie das Symbol der Wiedergeburt.

Asklepios (Aeskulap, griechischer Gott der Heilkunst) träumte angeblich, dass eine Schlange nach Verzehr eines Heilkrautes jünger und gesunder wurde und den Fraß in eine seiner Schalen ausspie. Dieses Produkt bewahrte er als Heilmittel und wendete es mit Erfolg an. Davon abgeleitet, umringelt eine Natter den Aeskulap-Stab (und verstärkt damit dessen Heilkraft) als bekanntestes Symbol ärztlicher Kunst. Die speiende Schlange ist auch im österreichischen Apothekenlogo zu finden.

DIOSCORIDES empfiehlt **Vipernfett**
zu gleichen Teilen gemischt mit Honig, Öl und Zedernpech gegen Schwachsichtigkeit und auch gegen den Star.

Vipernfett unter die Achseln eingerieben, erleichtert das Ausrupfen der Haare in der Achselhöhle.

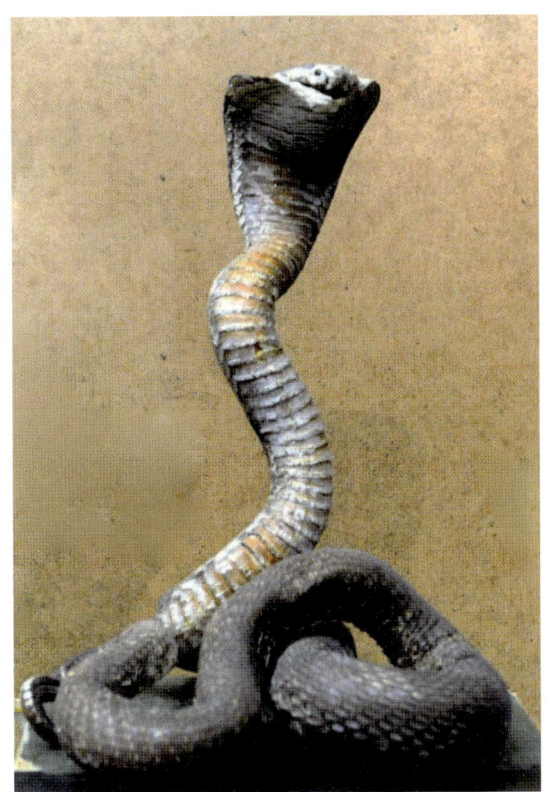
Klapperschlange, Präparat

LONICERUS, S. 629   **Schlang,** Serpens.

*Die **Haut** / welche die Schlangen abstreiffen / sanfftiget den Schmertzen der Ohren gewaltig. Wenn sie die Haut will abstreiffen / gehet sie durch ein eng Loch eines Felsen / ... streicht also ihr Alter ab. Ist ein gifftig Thier / welchen es verletzt / ist bald am gantzen Leib vergifftet.*

SCHRÖDER, S. 1321-1327

Schlang. *Unter denen Schlangen und Vipern ist der Krafft und Würckung halber kein Unterscheid. ... Unsere Schlangen ... bindigen die in unserm Leib turgescirende* (sich ausbreitende) *Feuchtigkeiten /... und verbessern sie / reinigen die Aussätzigen / besitzen ein wider Gifft dienende Krafft.*

111

In Apothecken hat man 1. die gantze verbrante Schlange / das Fleisch / Herz und die Gebein. 2. das Fett, 3. den Balg. 4. die Gallen

1. Die **gantz verbrante Schlange** nemlichen das **Fleisch / Hertz / Gebein / und die Leber**. Sie dienen wider Gifft / treiben den Schweiß. Sie werden meistens innerlich gebrauchet / in allen vergiffteten und bösen Kranckheiten.

2. Die **Fettigkeit** erweichet die Kröpf / heilet die rothen Augen und Flecken / schärffet das Gesicht / und lindert die podagrische Schmertzen

3. Die abgestreiffte **Bälg** sollen die Geburth erleichtern, das Zahnweh miltern / die Geflechter heilen / vor das Haarausfallen taugen / und die Haar wachsen machen.

4. Wann man die **Gallen** auf die Schlangenbiß leget / so ziehet sie alles Gifft heraus / und dieses soll auch der **Kopff** verrichten.

BRANDT, Bd. I, S. 180   **V**ipera berus, gemeine Viper.
Sie werden in Auszehrungen, besonders aber in chronischen Exanthemen (Hautausschlägen), namentlich Flechten, empfohlen. In Italien braucht man sie zu Frühjahrscuren. Der Versuch, durch einen Vipernbiss einen Wasserscheuen heilen zu wollen, scheint einigemale Erfolg gehabt zu haben.

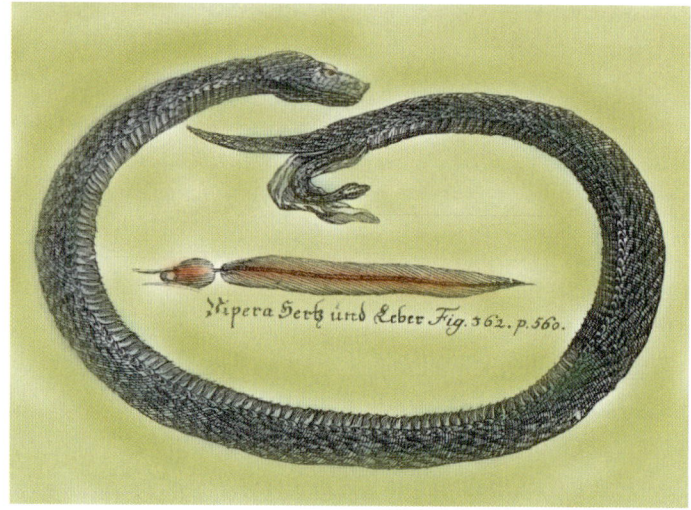

Viper (Abb. POMET)

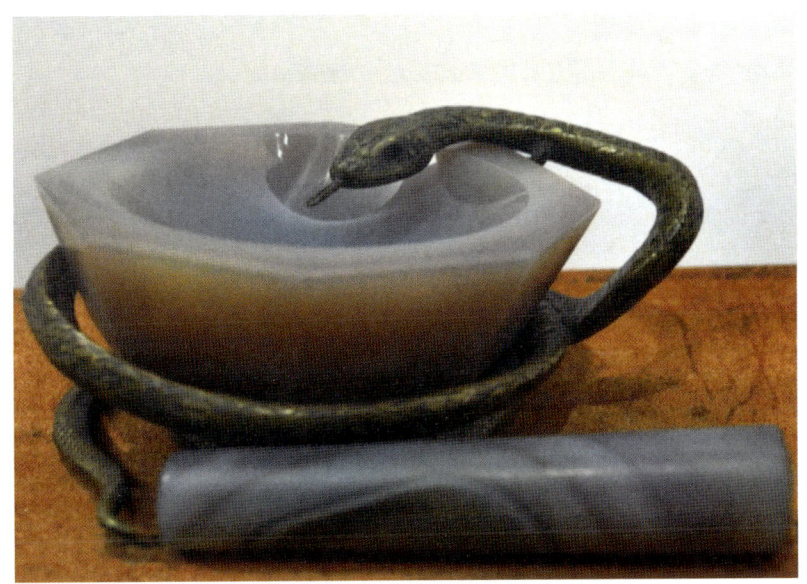

Achatmörser mit Messingschlange
Umbrien / Italien um 1800

Eine Natter findet sich auch als Artefakt im Dortmunder Apotheken-Museum: Eine züngelnde Bronzeschlange umwindet als Träger einen Halbedelstein-Mörser. Mit der Verreibung in dem Achatmörser sollte die heilende Wirkung von Arzneimitteln potenziert werden. Die einer Schlange zugeschriebene heilende Kraft sollte sich magisch durch das Umwinden des Achatmörsers übertragen und die Arzneiwirkung weiter erhöhen.

SCHWAMM

Meerschwamm, Spongia marina

DIOSCORIDES, S. 406   *Die **Meerschwämme***
werden gebrandt / wie der verharte Meerschaum / Alcionium. Die nuewe Schwämm / die mit keinem Feyst befuchtet sind / werden nützlich zu den Wunden gebraucht / und trucken die Geschwulst hintersich / hefften die frische Wunden zusammen / mit Wasser allein / oder mit Wasser da ein wenig Essig in vermischt worden ist / un helffen mit gesottene Honig den eckechten geschweren zu ihrer schliessung.

Die alten Schwämme sind unnütz unnd unkräfftig. Die truckne Schwämm mit einem leinen Faden umbbunden / wie ein Meysel darein gesteckt / weitern und eröffnen die tieffe Geschwer / die tieffe und eckechte Löcher fressen / und stopffen das Blut. Die Aesche der gebrannten Schwämme mit Essig vermischt / stillet das Trieffen der Augen zu sampt den gebrechen Xerophtalmia genennt / ist auch gut / wenn man etwas abwischen / dickmachen / unnd zusammen ziehen muß. Die aesche der gebrandten Schwämme / wird zu den Artzneyen der Augen nützer / wenn sie gewaschen worden ist: Aller Schwämme Aeschen mit Beche gebrandt / stopfft das Blut.

TABERNAEMONTANUS, Bd. III, S. 1523 *Die **Meerschwämm** heißen Spongiae marinae, so auch Badschwamm genennet wird. Der Badschwamm wird gebrauchet zu den alten fliessenden Schäden / dann er trucknet gar wol. Trucken auff die Geschwär gelegt / auff dass ihr Feuchtigkeit darrein fliesse.*

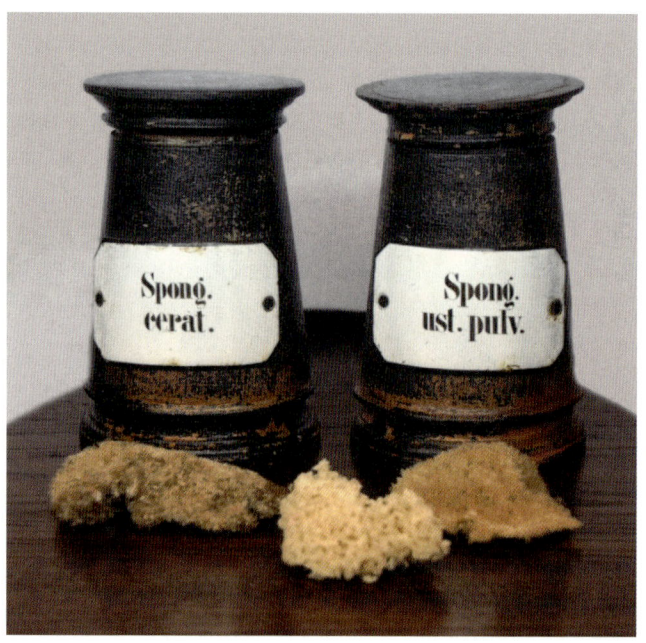

Apothekengefäße fur Schwamm-Pomade und Schwamm-Pulver
Buchsbaumholz, deutsch, 18. Jahrhundert

HAGER, Bd.II, 1891, S. 1004-100 *Spongia, Meerschwamm.* *Spongia marina, Meerschwamm, ist das Skelett eines Pflanzenthieres ... Die Schwammgewebe-Substanz ist ein jodhaltiger Proteinkörper, Spongin genannt. ... Die Chirurgen gebrauchen den* **Wachsschwamm** *zum Erweitern oder zum Bedecken von eiternden Wunden. Man benutzt* **Press-Schwämme** *zur Reinigung und Erweitern oder zum Bedecken von eiternden Wunden.* **Spongia Tosta***, Carbo Spongiae, Schwammkohle, gebrannter Schwamm, verdankt dem Jodgehalt ihre Anwendung gegen Kropf und dicke Hälse.*

GERHARDT, S. 1921, S. 120
Leiden der Lymphgefäße und der Drüsen. Starke Hitze mit trockener Haut und stetem Durste; schneller Puls. Röte des Augenweiß, Harter Stuhl, Hodenverhärtung und Geschwulst- Harndrang mit geringem Abgang - Schmerzen des Kehlkopfes, belegte unreine Zunge, Kehlkopfentzündung.

HEINIGKE, S. 606-610   *Spongia, Badeschwamm.*
Allgemeines: Zerschlagenheitsgefühl im Oberkörper, Müdigkeit in Armen und Beinen, ... geistige und körperliche Erschlaffung, Taubheitsgefühl der unteren Körperhälfte, Schlaf: Große Schläfrigkeit mit Gähnen nachmittags, sehr unruhiger, durch Phantasieren und Träumen gestörter Schlaf, beim Erwachen in Schweiß gebadet. Gemütsstimmung: Sehr ängstlich und furchtsam, verdrießlich und unzufrieden, zänkische oder weinerliche Laune, Zerstreutheit und Unlust zu jeder Arbeit. Haut und Drüsen: Jucken über den ganzen Körper, Gefühl von Kribbeln und Laufen auf der Haut, Schmerzen im Kropfe. Nervensystem: Schwindel im Sitzen mit Hitzegefühl im Gesicht, klopfende und stechende Kopfschmerzen, Ohrenklingen und Schwerhörigkeit. Steifigkeit im Nacken mit Zucken und Schmerzen einzelner Muskeln des Genicks, Reißen im Schienbein, Schwäche der Kniegelenke. Organe des Kreislaufs: Anfälle von Druckempfindung und Schmerz in der Herzgegend, Schüttelfrost, darauf 36 Stunden trockene Hitze, mit etwas Durst bei unruhigem Schlummer. Atmungsorgane: Fließ- und Stockschnupfen, Kehlkopfka-

tarrh, Keuchendes und jagendes Atmen, Blutwallungsgefühl in der Brust.

WELT.de/gesundheit 2920811 *„Evolution: Mensch und Meeresschwamm haben viel gemeinsam". Australische Forscher stellten fest, dass Meeresschwämme 70 Prozent ihres Erbmaterials mit dem Menschen teilen. Schwamm und Mensch haben demnach auch gemeinsame Gene, die für Krankheiten und Tumore entscheidend sind. Die Ergebnisse könnten deshalb „den Grundstein für Durchbrüche in der Krebs- und Stammzellen-Forschung" sein.*

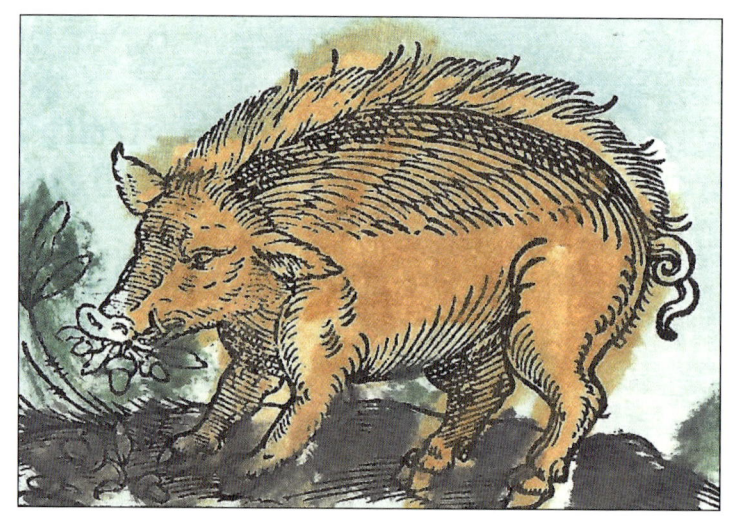

Hausschwein / Sau (Abb. LONICERUS)

SCHWEIN

Porcus, Sus scropha (scrofa) und Wild-Eber, Aper

HAGER, 1876, Bd. I, S. 159 ***Schweinefett****. Adeps suillus ist die Grundlage der allermeisten Salben und Pomaden und ein Vehikel* (Grundstoff) *vieler Arzneistoffe zum äußerlichen Gebrauch, auch wird es zur Bereitung des Bleipflasters gebraucht.*

Wird es zu den Salben mit ranziden oder leicht ranzig werdenden Körpern, wie weissem Wachs, Schölpentalg gemischt, so ist es umso mehr zu Rancidität geneigt. Für sich äusserlich angewendet, ersetzt es das Oliven- oder Mandelöl.

DIOSCORIDES   Schweinefett

ist gut bei Leiden der Gebärmutter und des Afters, außerdem soll es bei Verbrennungen heilen. Schweinefett mit Asche vermischt hilft gegen Fisteln, Ödeme und Entzündungen.

Die **Galle** des Schweines ist scharf und erwärmend. Sie wird bei allen Geschwüren, besonders in den Ohren, angewandt.

Der **getrocknete Mist** des wilden Schweins soll, mit Wein getrunken, den Blutauswurf hemmen und chronische Seitenstechen (Blinddarmreizungen) lindern. Mit Essig getrunken soll der Mist bei Krämpfen und mit Rosensalbe verrieben bei Verrenkungen helfen.

BOCK, S. 431

*Innerlich ... So findet man doch etliche vierfüssige Thier / deren **glider und Fleisch** auch zur Artzney nützlich mögen gebraucht werden. Als nemlich / **Schweinen füß** gessen / bekommen wol denen so das drittägige Feber haben.*

*Eüsserlicher brauch der **Fette** / Ongesaltzen rein **Sew** (Sau-) **Schmaltz** / diene all wol zu de Presten (Leiden) der Bärmütter (Gebärmutter) / und des hindern / dann sie heylen ritz unnd schrunden / an den Lefftzen und andern orten. Das Reinberger Sew Schmaltz würt zu den Salben für die müdigkeit genommen / deß gleichen zu den Brandtsalben / dann es gar eine feine gelinde fettigkeit / die schmertze zustillen / ...*

***Feißter Sew speck** ober die wunden gelegt / soll wunderbarlich heilen. / Dioscoridis sagt / so jehmandts mit Hirtzen unschlit (Talg) oder Marck / sich thu salben / denselben fliehen die Schlangen / und andere gifftige Thier.*

Es heilt auch schrunden und Ritz am hindern.

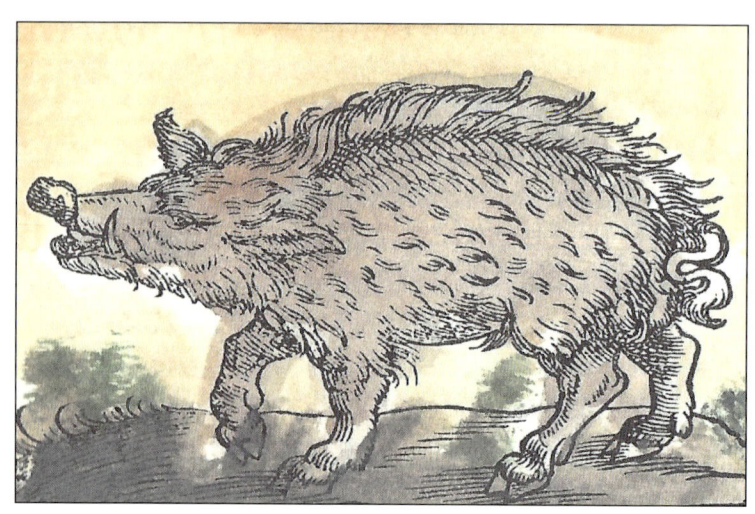

Wildschwein / Eber (Abb. LONICERUS)

LONICERUS, S. 590-591   ***Schwein,*** *Porcus.*

Schweinkoht *mit Wein und Wasser vermischt / dienet zum Blutspeyen und Seitenwehe. Schweinkoht gedörrt und mit Essig getruncken / vertreibt das Achselwehe.*

Schweinsblutwasse*r. Das Blut von einem verschnittenen Barch* (Schwein) *frisch empfangen und gebrannt / ist fast gut für die Pestilentz / auf fünff Loth* (altes Maß, je ca.15g) *getruncke.*

SCHRÖDER, S. 1327-1329   **Schwein.** Porcus. Sus.

In Apothecken hat man 1. die Gallen, 2. die Lungen, 3. das Fett, 4. die Bein, 5. den Lauff, 6. den Koth, 7. die Blasen.

*1. Die **Galle** gebrauchet man mit grossem Nutzen zun Ohren-Geschwären / sie verhindert das Wachsen der Har / gedörret gebrauchet mans zum Stuhl-Zäpflein. 2. Die **Lunge** tauget vortreflich, wann einen der Schuch gedrüket. 3. Das **Fett** wärmet minder / darum es auch zun Kühl-Salben kommet / und lindert die alten Schmertzen der Lenden und Gelenck. 4. Die **Gebein** sollen / wann mans an Hals henget im viertägigen Fieber sehr wol taugen. 5. **Os tali** (der Lauf) tauget zun Bein-Brüchen* (Signaturenlehre) */ wie auch zu Haupt- und Hals Schmertzen (wann mans brennet und giebet) ingleichen zur rothen Ruhr / und Blu-*

*ten. 6. Der **Koth** erweichet / zertheilet / tauget im Jucken / Hüneraugen / und andern harten Beulen / hilfft vor die Biß der gifftigen Thier / stillet das Bluten der Nasen / Wann man ermelten* (beschriebenen) *Koth in ein Tuch thut / selben warm der Scham überschläget / so stillet er das Bluten der Mutter. 7. Die **Blase** hilfft denen / die gezwungen harnen müssen. ... Sie soll auch den Harn treiben. Wann man die **Schweins-Mutter*** (Uterum) *kochet und mit sauer Kraut isset / so tauget sie vor die / die den Harn nicht halten können.*

PAULINI, S. 57   *wird **Wildschweins-Urin** entweder bloß* (unverdünnt), *oder darin etwas gestoßner Myrrhen auffgesotten ist, lau eingetröpfelt, stillt die Schmertzen vom Ohrenweh bald.*

SCHRÖDER, S. 1249   ***Wildschwein,** Aper.*
In Apothecken hat man 1. das Fett / 2. die Zähn / 3. die Gebär-Glieder. 4. die Gallen. 5. das Koth. 6. den Harn.
*Gleichwie das wilde Schwein mit dem einheimischen verwant ist / ... also bezitzet derer (1.) **Fett** mit der letztern ihrem gleiche Kräffte / doch was stärkers. Dahero nimmet man ermeltes* (erwähntes) *Fett zur Waffen-Salb / und wird insonderheit gebrauchet in Seiten-Schmertzen* (Blinddarmentzündung) */ die materie dadurch zu erweichen / ...stillet das Blutauswerffen ... tauget vor Zerstossung und Verkrümmung ... heilet die verreckten Glieder. ...*
*2. Der **Zahn** heilet insonderheit das Seiten-Stechen / und Hals-Geschwär. ...*
*3. Die **Gebähr-Glieder und Testiculi** taugen zum Unvermögen im Venus-Krieg und Kinderzeugen.*
*4. Die **Galle** heilet die Kröpf. Und wann man sich mit schmieret / so reitzet sie zur Venus an. ...*
*5. Der dürre **Koth*** (getruncken) *soll das Blutauswerffen stillen / dergleichen verrichtet er auch eusserlich.*
*6. Der **Harn** zermalmet insonderheit den Blasen-Stein / und führet ihn aus.*

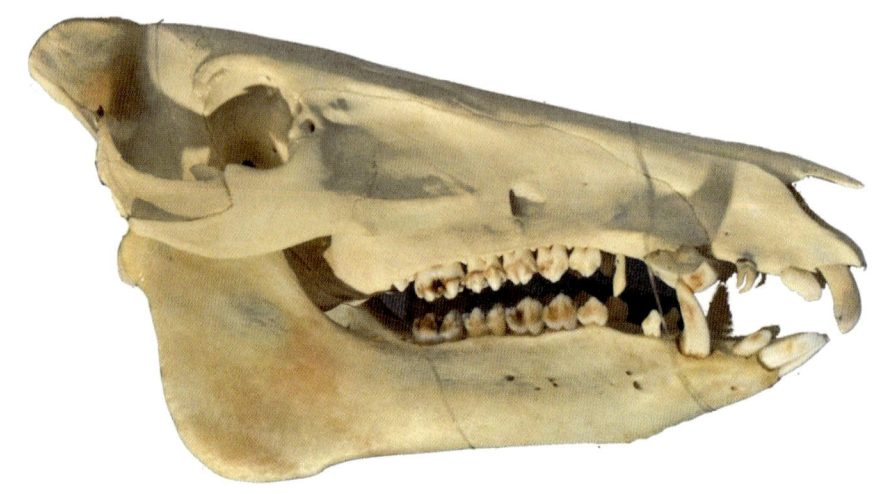

Wildschweinschädel, Präparat

LONICERUS, S. 591-592   **Eber,** Aper.

*Deß Ebers **Hirn** wird mit dem **Blut** wider Schlangen Gifft gebraucht. Deßgleichen auch die **Leber** / mit Rauten und Wein getruncken. Item* (auch) *das Hirn des wilden Schweins / oder das **Blut seiner Gemächt** / dienet dem brennenden Geschwer / Carbunckel genannt. Seine **Leber** erweckt die Schlaafsüchtigen / Lethargicos genannt. Deß Ebers **Lung** vertreibt die Trunckenheit. Die Lunge mit Schmaltz aufgelegt / heilet die erfrorne Füß. Des wilden Schweins **Gall** gebraucht / vertreibt die Kröpff. Also mit Wein getruncken / setzt sie auch das Miltz sehr fein nieder.*

*Deß wilden Schweins **Harn und Blasen** in der Speiß genossen / ist gut dem Schmertzen der Blasen und Stein / wenn sie zuvor beyde im Rauch gedörret seyn. Eine Ebers Blase gebraten / und gessen / heilet das Auß-lauffen des Harns.* Den Wassersüchtigen (mit Flüssigkeitsansamm-lungen im Gewebe) *hilfft des wilden Schweins Harn / oder auch die Blase / dessen ein wenig im Tranck gegeben. Deß wilden **Schweins Mist** oder Asche von desselbigen Koht geseihet / und in warmem Wein getruncken / dienet zu der rothen Ruhr* (blutiger Durchfall) */ und den zerschlagenen Gliedern. Das **Schmaltz** ist gut zu weichen / die zer-stossenen und verwundete Glieder zu erwärmen und zu reinigen.*

120

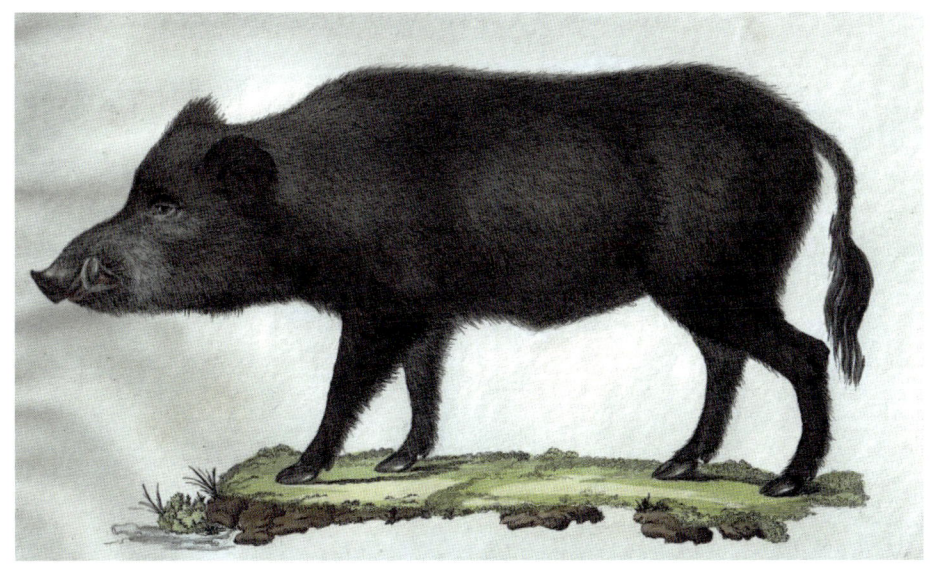

Wildschwein (Abb. BRANDT)

BRANDT, Bd. 1, S. 89-90 **Sus Scrofa** *Gemeines Schwein*
Für die Pharmakologie hat jetzt nur das Fett (Axungia Porci) Interesse.
Man verwendet es als mildes, erschlaffendes Mittel zu Einreibungen
und als Constituens (Bestandteil) *vieler Salben und Pflaster an.*

GESNER, S. 336, 338-339 *Von dem wilden Schwein. Aper.*
Ein Wildschwein. Ein wilder Eber. Becherus schreibet hiervon folgende
Reimen:
Es gibt die Artzeney auch aus dem wilden Schwein.
Sechs Stücke / die da gutt und nützlich können seyn:
Die Glieder der Geburt / der Koth und Harn dabey /
die Gall / das Fett / der Zahn / doch daß er von einem Hauer sey.
Die Glieder der Geburt thut man zu Pulver machen /
Es hilfft zur Fruchtbarkeit / und zu dergleichen Sachen.
Man trincket auch den Koth / der erst gedörrt muß seyn /
Das Blut außwerffen / und das Husten stellet ein.
Es ist sehr gutt der Harn von einem wilden Schwein /
Er löset auff und treibt Sand/Grieß / Harn und den Stein.

Die / wie es offt geschicht/ so grosse Kröpffe tragen /
Die müssen um die Gall des Ebers sich erfragen.
Das Fett zertheilt / erweicht / hat nicht geringe Ehr /
Falls eine Ader in dem Leib gesprungen wär.
Von einem Hauer nemmt die Waffen / wann er tobt /
In Seiten-Stechen (Blinddarmreizung) *man dieselbe mächtig lobt.*

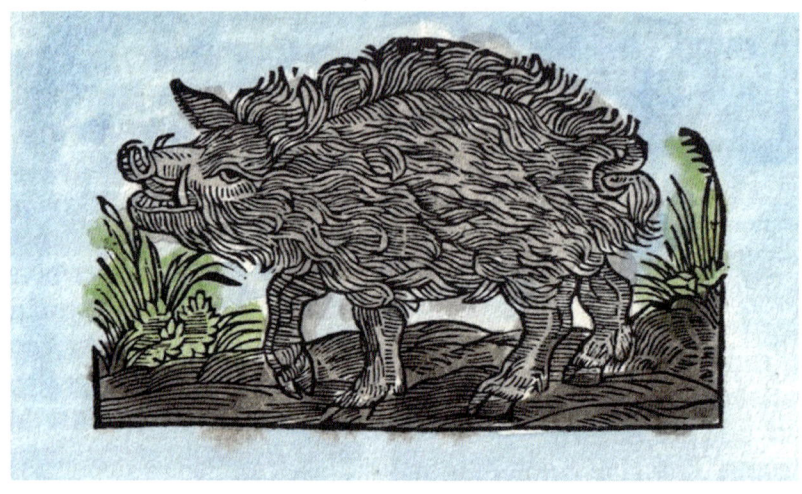

Wildschwein (Abb. GESNER)

HAGER, 1925, Bd.I, S. 269   *Schweineschmalz. Adeps suillus.*
Als Grundlagen für Salben und Pomaden. Ranziges Schmalz kann bei
Personen mit empfindlicher Haut schwere Entzündungen hervorrufen.

Die getrocknete **Schweinsblase** wurde auch lange zum Verschluß von
Apothekengefäßen und häuslichen Vorratstöpfen verwendet.

SEE-IGEL

Erinaceus Marinus, Meer-Igel, Lapis iudaicus

DIOSCORIDES, S. 444   *Der* **Meerigel**
... ist dem Magen unnd Bauch gut und nütz / treibet den Harn.

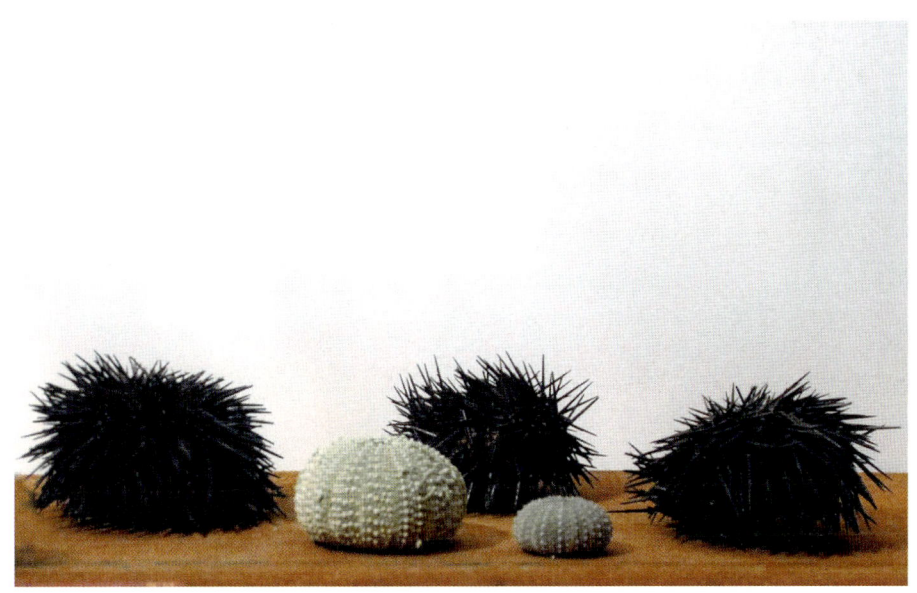

See-Igel, Präparate

*Seine **Schalen** rohe und gebraten / werden nützlich mit den Artzneyen / welche bereyt werden / den Grindt und Räudigkeit zu säubern und zu vertreiben / vermischt.* *Die **äsche** der gebrannten Schalen / reinigt die faule unsaubere Geschwer / unnd hindertruckt* (unterdrückt) *unnd verzehrt das geyl auffwachsend Fleisch*

LONICERUS, S. 704   ***Meerigel***
ist ein runder Muschelfisch / mit vielen Stacheln / welches seine Füß seyn / waltzet über und über / das ist sein Gang. Meerigel ist dem Magen und bauch gut. *Seine Schalen gebraten / seynd gut zu den Grindsalben und Rauden. Die Asch darvon gebrandt / heilet die faule Geschwer / und verzehret das faule Fleisch*

Versteinerte See-Igel wurden von Frauen zum Schutz vor Frauen-krankheiten als Amulett um den Hals getragen.

Für Männer wurden vor allem gepulverte, fossile (bis fingerdicke) Stachel als Aphrodisiacum (Sexualstimulans) angepriesen

123

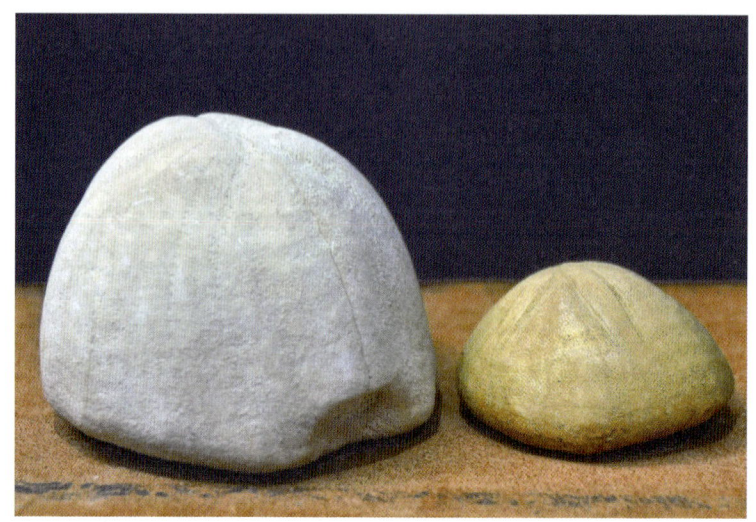

See-Igel, Versteinerungen des Skeletts
Kreidezeit, ca. 70 Millonen Jahren alt

SPANISCHE FLIEGEN

Ölkäfer, Cantharides

Die getrockneten Oelkäfer wurden vom Mittelalter bis in die heutige Zeit in den Arzneibüchern geführt (Hömöopathisches Arzneibuch 2005). Innerliche Anwendung als Harn und Schweiß treibendes Mittel und Aphrodisiacum, äußerlich in pulverisierter Form bei Pflastern, Pulvern, Tinkturen und Salben angewandt; in Salbenform bei Seitenstechen und Entzündungen sowie als Pflaster und blasenziehendes Mittel.

LONICERUS, S. 686, 687, 1375 *Spanische Mucken* oder *Fliegen. Cantharides. Die Canthariden, Goldwürmlin ... seyn gut auf erhabenen Beulen am Leib / als der Aussätzigen / aufgelegt. Mit Wein getruncken / befördern sie den Harn.*

Goldwürmlin hitzigen und etzen die Haut auf / darum braucht man sie zu Geschweren / Löcher darein zu etzen / also daß man sie nicht darff aufhauen / noch brennen.

Sie sind den geschwollenen Menschen gut / ein halb Quinzlin gestossen / mit Bocksblut oder Mastix vermischt / und mit Wein eingetruncken / dann sie machen sehr harnen. Sie nemmen die Nägel hinweg / und machen die gantz abfallen / mit einem Wachspflaster auf den Finger gelegt / vertreiben auch die Wartzen.

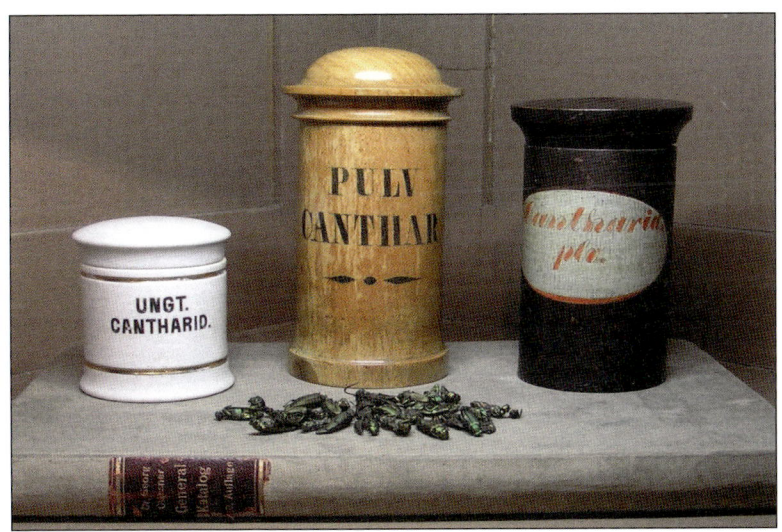

Apothekengefäße für Spanische Fliegen Salbe und Pulver, Porzellan und Holz, deutsch, 19. / 20. Jahrhundert

Laß solche mit Oel sieden biß es dick wird / und streichs auf die umsichfressende Geschwer / so verzehret es die selbige ... Sie seyn warm und tröcknen sehr starck / und deßwegen auch zernagend / ziehen Blasen / treiben den Harn / dahero gebrauchet mans auch zum Blasen ziehen. Innerlich giebet man selbe gar selten / weilen sie insgemein unter die Gifft gezehlet werden / und seyn über das der Harnblasen sehr schädlich / daß wann man sie auch eusserlich auff die Haut leget / sie selbe verletzen / doch vermische etliche kühne selbe unter die harntreibende Mittel.

Gottlose Huren können auch was anders damit verrichten.

HAGER, 1925, Bd.I, S.785. *Spanische Fliegen. Cantharides.*
Kanthariden wirken stark reizend auf die Harnwege. Schon geringe
Mengen rufen gefährliche Vergiftungen hervor. Innerlich früher als
Aphrodisiacum (Sexual-Stimulans) *und Diureticum* (harnteibendes Mittel)*, jetzt aber nicht mehr im Gebrauch, weil die zuweilen erreichten,*
anscheinend erotischen Erscheinungen eben nichts anderes als ein Zei-
chen schwerer Erkrankungen der Harnwege sind.

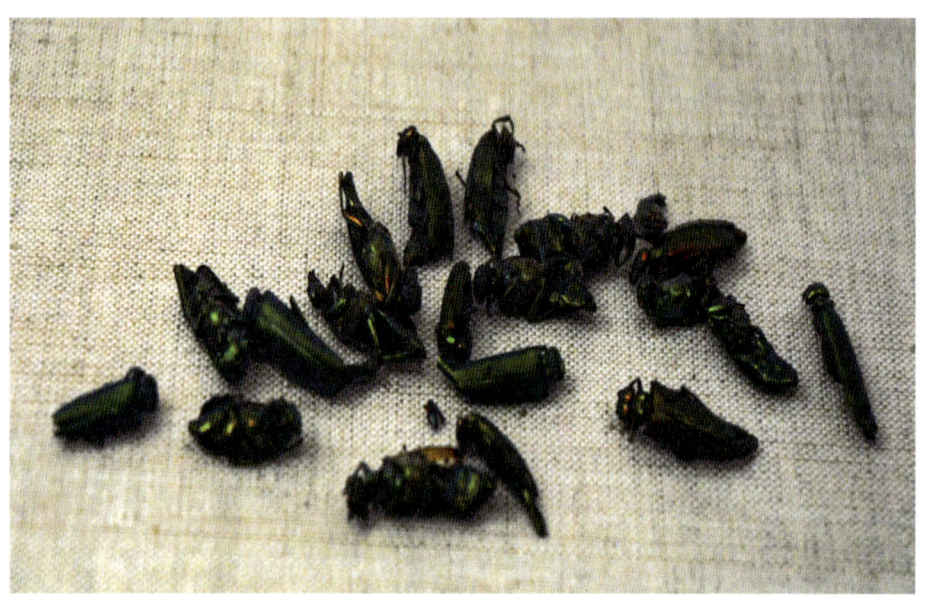

getrocknete spanische Fliegen

Äußerlich hauptsächlich in Form von Pflaster als auch Salbe, Tinktur
und Collodium (Zellstoff-Lack) *als Vesicans* (Zug-Pflaster) *bei*
Pleuritis (Rippenfellreizung), *Pneumonie* (Lungenentzündung),
Neuralgien (Nervenschmerzen), *Gelenkrheumatismus, rheumatischen*
Zahnschmerzen, Augenentzündungen, als Zusatz zu Haarwässern usw.

HEINIGKE, S. 148-149 *Spanische Fliege, Cantharis.*
Vorzugsweise zu berücksichtigen bei akuten Erkrankungen und bei
periodisch auftretenden fieberhaften oder krankhaften Affektionen
(Organbefall). *Bei Schlundkrämpfen, bei Tobsucht und Tollwut, bei*

Wechselfiebern, Entzündungen der Mund- und Schlundschleimhaut, bei Entzündungen von Magen, Darm, Niere, Blase, und Harnröhre, ferner bei Entzündungen seröser Häute wie weiche Hirnhaut, Bauchfell, Gebärmutterhals und Mastdarmschleimhaut.

DHU, S. 86-87   ***Spanische Fliege***, *Cantharis.*
Bei Entzündungen von Blase, Niere, Harnröhre, Prostata, Brustfell, Herzbeutel und Haut.

STEINBOCK
siehe Ziege

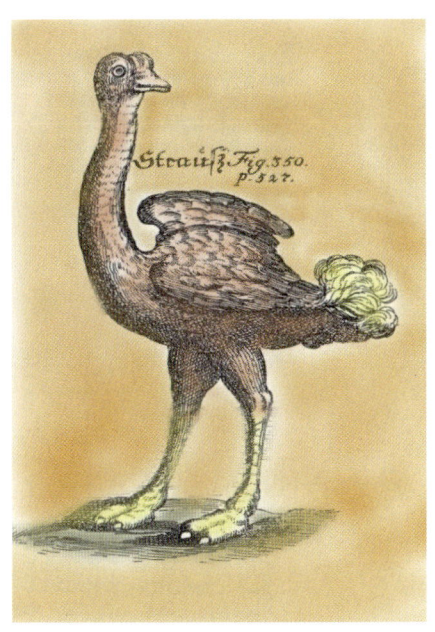

Strauß (Abb. POMET)

STRAUSS
Struthio camelus

LONICERUS, S. 660, 661   ***Strauß,*** *Struthio.*

Hat gespaltene Fuß die Steine zu fassen / die er in der Flucht wider seine Nachfolger wirfft. Er frist Eisen und verdauet es auch / dann er ist einer sehr hitzigen Natur...

SCHRÖDER, S. 1352, 1353   ***Strauß.***

*In Apotheken hat man 1. die Haut des Magens, 2. das Fett,   3. die Eyer. 1. Die **innere Magen-Haut** stärcket den Magen / und zerlöset die Stein wunderbar. 2. Das **Fett** tauget den nervichten Theilen / erweichet das harte Miltz / und lindert die Grieß-Schmertzen (wann man sich mit schmieret). 3. Die **Eyer** taugen zum Stein / dahero gebrauchet man den mit Straußen-Eyer rectificirten* (mehrfach destillierten) *Saltz-Geist.*

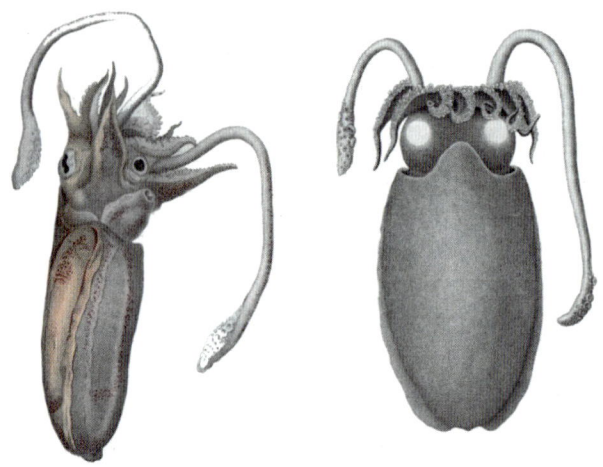

Tintenfisch (Abb. BRANDT)

TINTENFISCH

Sepia, Blackfisch, Seekatze, Kuttelfisch

Die Tinte (als Schreck- und Abwehrstoff) des Tintenfisches wurde vormals zum Schreiben verwendet und war in Apotheken jahrhundertelang ein wichtiger Handelsartikel. Arzneilich wurden vor allem die frisch gepulverten Skelett-Schalen des Tintenfisches verwendet.

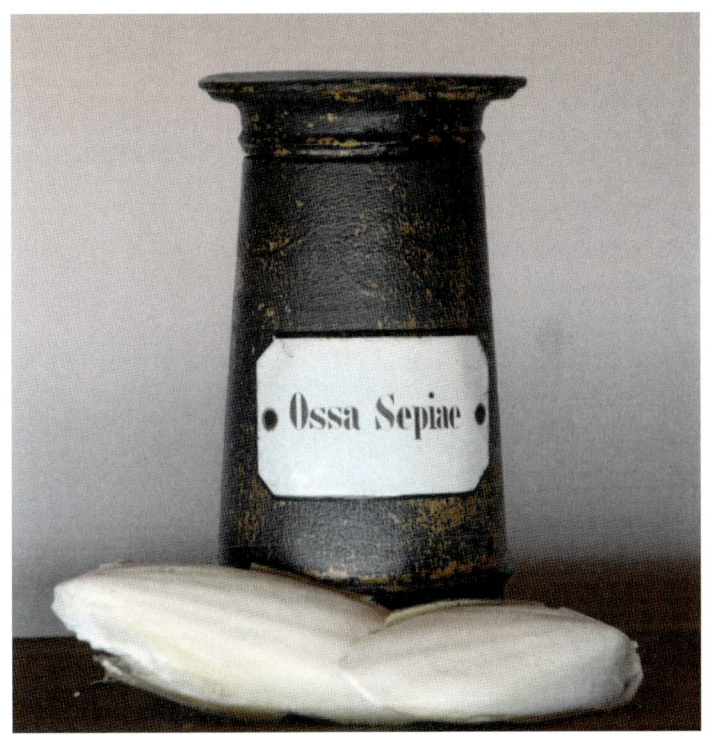

Apothekengefäß für Tintenfisch-„Knochen"
Buchsbaumdose, deutsch 18. Jh.

SCHRÖDER, S. 1365   *In Apothecken hat man*
1. das Gebein von diesem Fisch / 2. die schwartze Feuchtigkeit / 3. Die
Eyer.

1. Os sepia. **Das Gebein** *tröcknet / abstergiret / tauget vor Flecken /*
Mähler / nasse Rauden / ist denen Augen gut (wann man die Aschen mit
Honig vermischet und sie darein thut) hilfft im geschwollenen
Zahnfleisch / im Keuchen / stillet die Genorrhaeam (Geschlechts-
krankheit) */ treibet den Stein und Harn /*

*2. Humor ater (**Dinte**) wird in einem Bläßlein / in dessen Leib gefunden*
/ und soll laxiren / wann man ihn einnimmet.

*3. Die **Eyer** abstergiren die Nirn und Wasser-Gäng / treiben den Harn*
und Monatsfluß.

LONICERUS, S. 697   *Ist ein unverdaulich* **Fischwerck**
/ bringet aber den Stulgang.

BRANDT, Bd. II, S. 315   ***Sepia officinalis.***
Dintenfisch, Seekatze, Kuttelfisch, Blackfisch. Nutzen: Von ihm kommt
wohl bei weitem der größte Theil ... nur aus kohlensaurem Kalk be-
stehenden Schaalen, die man als Os sepiae gebrannt gegen Kropf, und
zu Zahnpulvern anwendet.

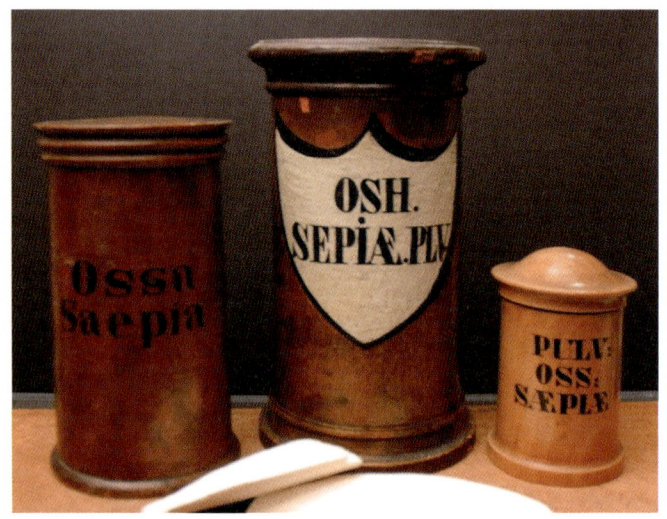

Apothekendosen für Tintenfisch-"Knochen"-Pulver,
Deutschland, Buchsbaum-Holz, 19. u. 20. Jh.

POMET, S. 607-608
Tintenfisch *... Etliche aber brauchen sie die Zähne damit zu säubern.*
Die Schalen taugen zu der Augen Artzney.

HEINIGKE,S. 591-592   ***Tintenfisch,*** *Sepia.*
Zu berücksichtigen vorzugsweise bei chronischen Affektionen weib-
licher Personen. Bei nervösen Beschwerden, zuckende, stechende,
brennende Schmerzen, Blasenausschläge, Rucken und Jucken in den
Gliedern, Lymphdrüsenanschwellungen, Mattigkeit, melancholische

Zustände, Ohrenklingen, Schwerhörigkeit, Warzen, ungewöhnliche Geilheit, Neigung zu Onanie, Nasenentzündung und Blutung, Rückenschwäche und Kreuzschmerz; Kurzatmigkeit und Herzklopfen.

HAGER, 1925, Bd. I. S.738   ***Ossa Sepia.***
Das Pulver wird verwendet zu Zahnpulver, ... vom Volke wird es als Fieber- und Magenmittel genommen.

DHU, S. 268   ***Tintenfisch****, Sepia officinalis.*
Bei klimakterischen Depressionen, nervöser Erschöpfung, Migräne, Nervenschmerzen, Magen- / Darmentzündung, Verstopfung, Krampfadern, Hämorrhoiden.

VIPER

siehe Schlange

WAL

Cetaceus, Physeter macrocephalus

mit verschiedenen Arten

POMET, S. 580-584   *Vom **Wallfisch***
ist zu vermelden, daß es zwey Geschlechte gebe, von den das eine Cachalot (Männlein), das andere aber Baleine (Weiblein) genannt wird, ... und von jenem darinne unterschieden ist, daß jenes, des Cachalots Rachen mit kleinen breiten Zähnen besetzet ist, und keine Bärte hat, dagegen die Baleine alleine solche Bärte hat.

*Der **Walrath** wird gleichfalls, wiewohl sehr wenig, zur Artzney gebrauchet, so daß es kaum der Mühe werth, daß man davon redet.*

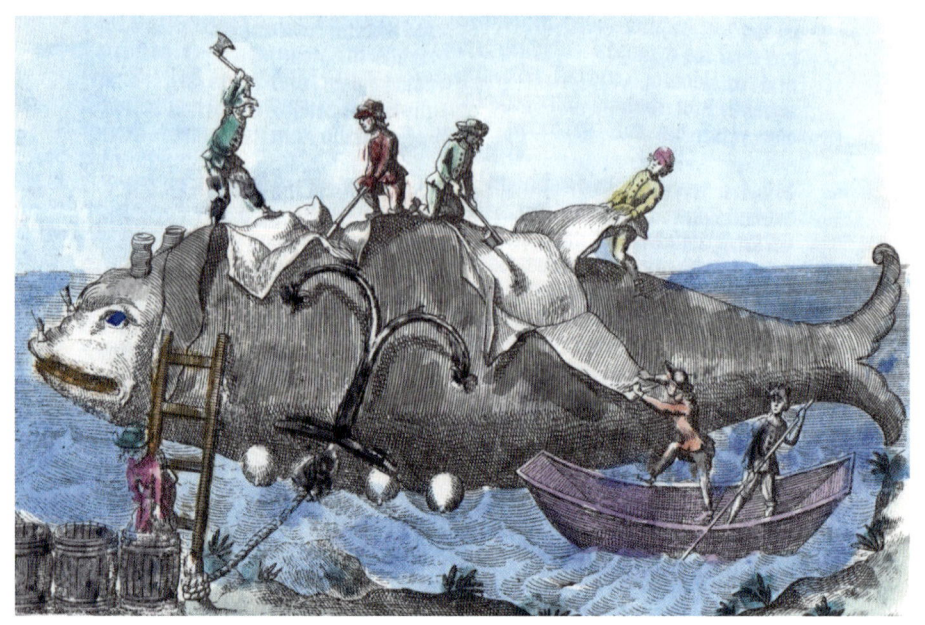

weiblicher Wal (Abb. POMET)

LONICERUS, S. 699

Wenn der Walfisch aber seine Natur im Leichen ausgeußt (wenn er laicht) */ so schwimmet dieselbige auf dem Wasser / und wird darvon eine feißte Materi gesammlet / und in den Apotecken* **Sperma ceti** *genannt / in hohem Werth.*

SCHRÖDER, S. 1358　　　　　　　　　　　　　　**Wallfisch,** *Cetus* **...**

In Apotheken hat man das **Fett** */ welches vor die Rauden* (Räude) *tauget / wann man sich mit schmieret.*

Von dem **Specke** *dieser Thiere wird der* **Wallfischthran** *gemacht.*

Der **Wallrath,** *das Gehirn von einem gewissen Geschlechte der Wallfische, wird gleichfalls, wiewohl sehr wenig, zur Artzney gebrauchet...*

DHU, S. 36-37　　　　　　　　　　　　　　　　*Ambra.* **Grauer Amber.**

talgartiges Ausscheidungsprodukt aus den Eingeweiden des Pottwals. bei Depressionen, reizbare Schwäche, vegetative Dystonie (Verkrampfung)*, Menschenscheu, Platzangst, Hysterie.*

Ambra besteht aus unverdaulichen Nahrungsrückständen des Pott-wales, der sie, zu fetten Brocken verklumpt, wieder ausscheidet. An der Oberfläche des Meerwassers treibend, wird durch Verwitterung das wohlriechende, graue bis schwarze „Erdpech" oder Ambra.

Es hatte große Bedeutung bei der Herstellung von Parfum, als Gewürz für Nahrungsmittel und als Aphrodisiacum. Ein kleines Glasgefäß mit Ambra findet sich in der Offizin des Dortmunder Apotheken-Museums.

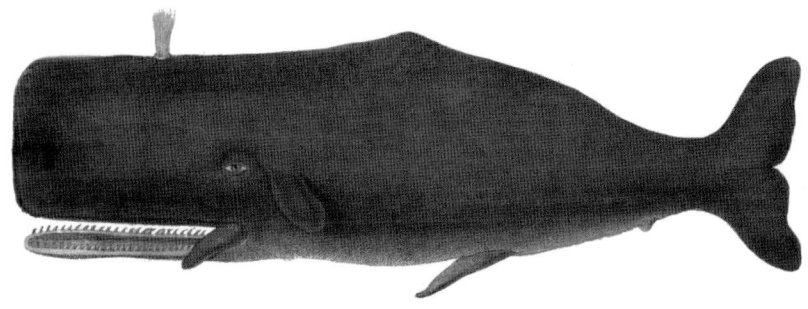

Pottwal (Abb. BRANDT)

BRANDT, Bd. I, S. 134   *Physeter macrocephalus, gemeiner Pottwal und andere Walle.*
*Der medizische Gebrauch des **Thrans** ... ist sehr wirksam. Man wendet ihn an als Hausmittel gegen Gicht und Rheumatismus, selbst gegen Kothbrechen. In Klystieren gibt man ihn ebenfalls.*

HAGER, 1878, Bd. I. S. 808
*Früher gebrauchte man den **Walrath** bei Husten, Lungenleiden, Durchfällen als schmerzlinderndes reizminderndes Mittel. Gegenwärtig ist er ein häufiger Bestandteil von Ceraten* (harte Wachsarten), *Salben und cosmetischen Mitteln.*

HAGER, 1925, Bd. I, S. 908   ***Walrat, Cetaceum.** Walrat wird aus den Höhlungen der Schädelknochen gewonnen und ist oft Bestandteil von Salben und Pomaden. Innerlich nur selten als Pulver oder Emulsionen verwendet.*

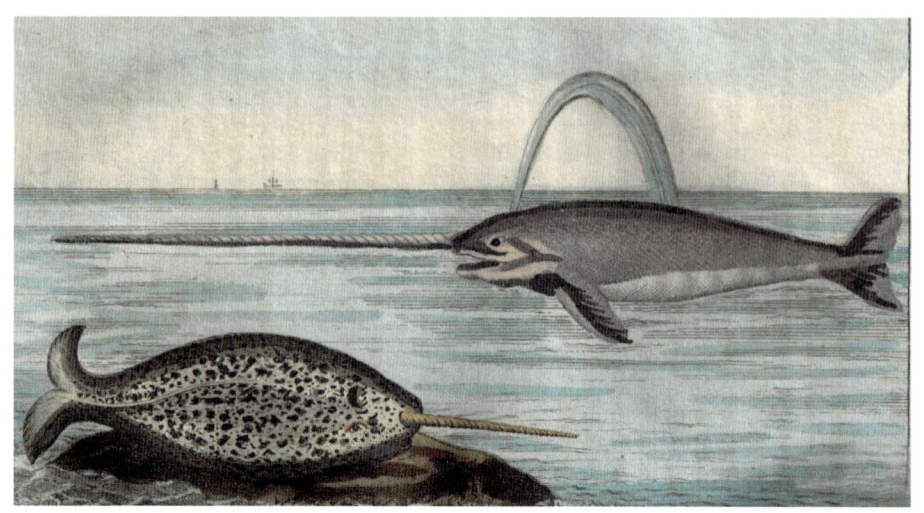

Narwale (Abb. WILHELM)

NARWAL

Monodon monoceros (arktischer Zahn-/Gründelwal)
auch fälschlich **EINHORN**, Unicornum genannt

Der bis über zwei Meter lange, spitz ausgewachsene, gewendelte Zahn dient dem Narwal wohl nur als Sinnesorgan.

Nach Vorstellung des Altertums stammte das ‚Einhorn' von einem magischen Fabeltier mit einem langem „Horn" mitten auf der Stirn (je nach Kulturkreis ein wilder Hengst, Stier oder Löwe).

Früher fand er gepulvert als Antidot seine Bedeutung, das vor Giften in Getränken und Speisen schützen sollte. Außerdem wurde er gegen Übersäuerung, Krämpfe und wegen seiner Schweiß treibenden Wirkung gegen Fieber eingesetzt.

POMET, S. 471-472
Ehedessen wurde dieses Horn, wegen seiner vortrefflichen Eigenschaften ... sehr starck gebrauchet, und sonderlich wider den Gift. ... Die Indianer (Inder) *aber gebrauchten dasselbe zu allerhand Kranckheiten, vornemlich aber wider die giftigen.*

SCHRÖDER, S. 1335 -1336   *In Apotheken hat man* **das** **Einhorn**. *Es treibet den Schweiß / dienet vor Gifft / und stärkket das Hertz. Dahero gebrauchet man es wider Gifft / und ansteckende Kranckheiten / ist auch nützlich in der schwehren Noth der Kinder.*

GESNER, S. 77, 79-80   *Von dem* **Einhorn**. *Unicornis. Sein Gehörn aber wird jetztiger Zeit in der Artzney sehr gelobt und gebraucht / Nur das rechte Einhorn ist gut wider alles Giefft / und vornemblich / wie etliche sagen / daß so auß den neugefundenen Insulen kompt: Und die Erfahrung hats auch gegeben und bezeuget / daß einer / der Giefft gessen / und schon aufgeschwollen gewesen / ein wenig Einhorns eingenommen / und gesund worden.*

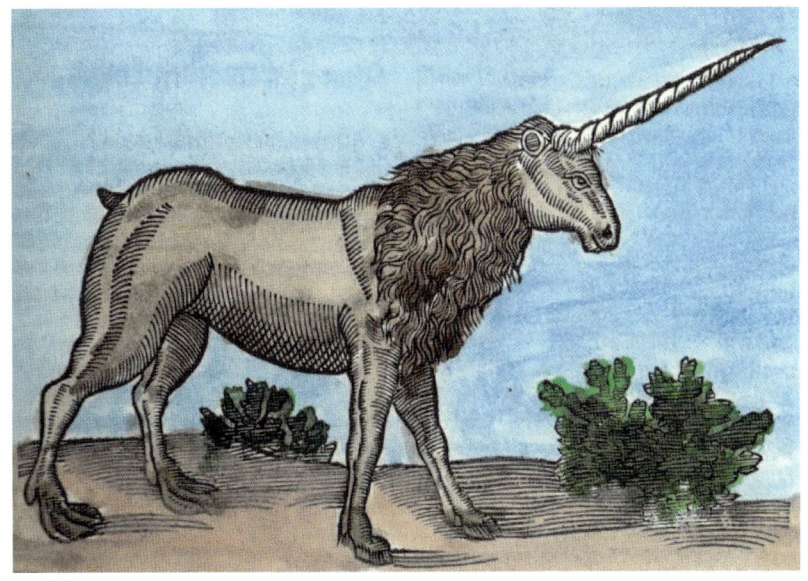

Einhorn (Abb. GESNER)

Viele Apotheken wurden nach dem Einhorn benannt - ausgestellt wurde aber meist nur ein präparierter Pferdekopf mit eingesetzten Antilopen-Horn.

Im Apotheken-Museum kann man ein Original-Exemplar besichtigen.

WALROSS

Odobenus rosmanus

Der lange Stoßzahn dieses zu den Großrobben gehörenden Tieres zählt zum ‚Elfenbein‘ (wie auch vom Elefanten, Mammut, Wal u. a.)

Er wird heute noch zu Amuletten, Schnitzereien und auch zu volkstümlichen Arzneimitteln verwandt.

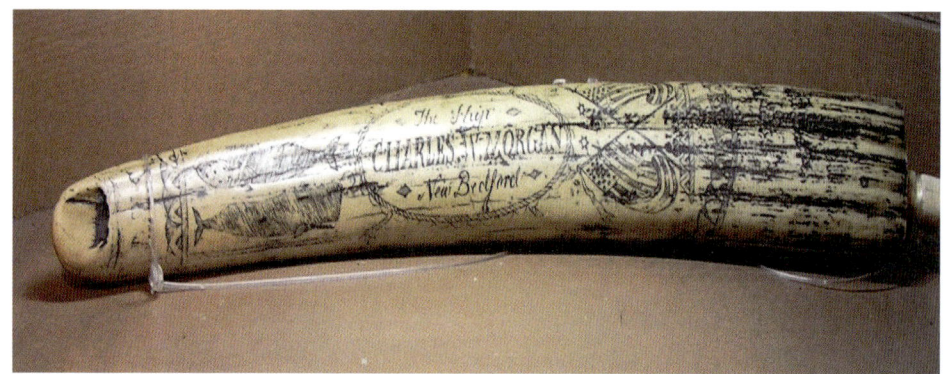

Stoßzahn eines Walrosses, graviert mit Seefahrtmotiven, 19.Jh.

ZIEGE

Geiss, Capricerva, Caprinae

und Steinbock, mit Bezoar-Stein, Lapis Bezoar

Der Bezoar ist ein Magenstein, der häufig und besonders ausgeprägt bei ziegenartigen Wiederkäuern, so auch dem alpinen **Steinbock**, entsteht.

Er ist eine Zusammenballung von unverdaulichen Teilen wie Steinchen, Kräuterteilen, Harzen und Haaren, die mit Kalkablagerungen und Magensekreten zu einem unlöslichen „Stein" verklumpen.

136

Der Bezoarstein wurde, gepulvert oder geraspelt, als Gegenmittel bei Vergiftungen eingesetzt, außerdem als Heilmittel gegen Bauchschmerzen, Epilepsie, Erbrechen, fehlende Manneskraft, Gicht, Pest, Unwohlsein und Schwindel.

Ausgehöhlt und als Becher genutzt, sollte er den Besitzer durch Farbveränderung warnen, wenn in einem angebotenen Getränk Gift enthalten war.

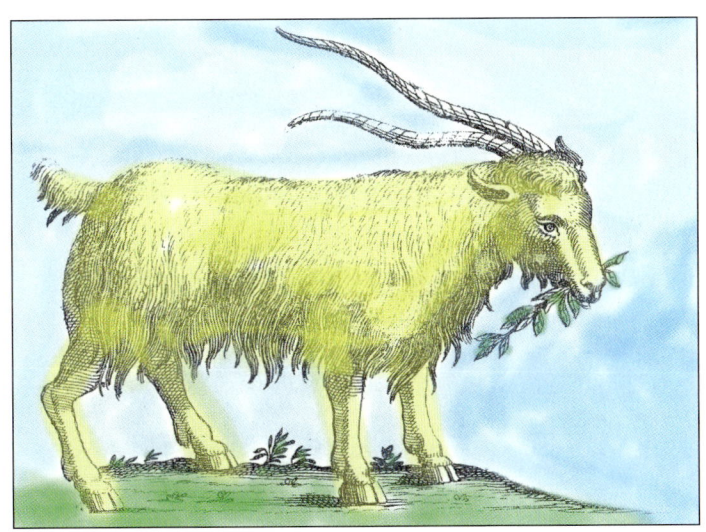

Ziege (Abb. POMET)

LONICERUS, S. 748   *Bezoar,*

ist ein Name eines Steins / welcher eine behaltende Krafft des Menschlichen Lebens hat / unsd eine außbündige (hochwirksame) *Artzney wider alle Giffte ist / und kräfftiger in seiner Wirckung / als alle anderen Gifftartzneyen und Thyriak* (Allheilmittel) *geachtet.*

Das Wort Bezoar heißt auf unser Sprach ein Behaltung des Lebens ... Wider die Pestilentz ist kein gewiesere Hilff und Artzney / als dieses Steins Pulver / dann es treibet das Gifft durch den Schweiß gewaltig aus dem leib herauß. Er tödtet auch die Würm der Kinder im Leib, heilet das Seitenstechen (Blinddarmentzündung), *... vertreibet alle böse und langwirige Febers / die Geelsucht / das Grimmen und Bauchwehe / und viele andere Schwachheiten / die sonst schwerlich zu stillen seyn.*

Er behält die Jugend lang / und wehret dem Alter. Ist gut für alle me-lancholische Kranckheiten und für die Ohmächten.

SCHRÖDER, S. 1266-1270   ***Capricerva orientalis***
davon der orientalische Lapis Bezoar kommet. Ist ein Thier in Persien und Ost-Indien / gleichet in etwas einem Hirschen / in etwas einer Geiß.
...

In dieser Thier Mägen ist ein **Bläßlein** *... darinnen die* **Stein**. *... Diesen nennen die Perser Pa-Zahar, da dann das erste Wort Pa so viel als contra / (gegen) das andere aber Gifft heisset / ... ist auch eben so viel als das Lateinische Wort* **antidoton** *Gifft-Mittel* (Gegengift; aus dem Persischen „Pazahar" wurde umgangssprachlich „**Bezoar**").

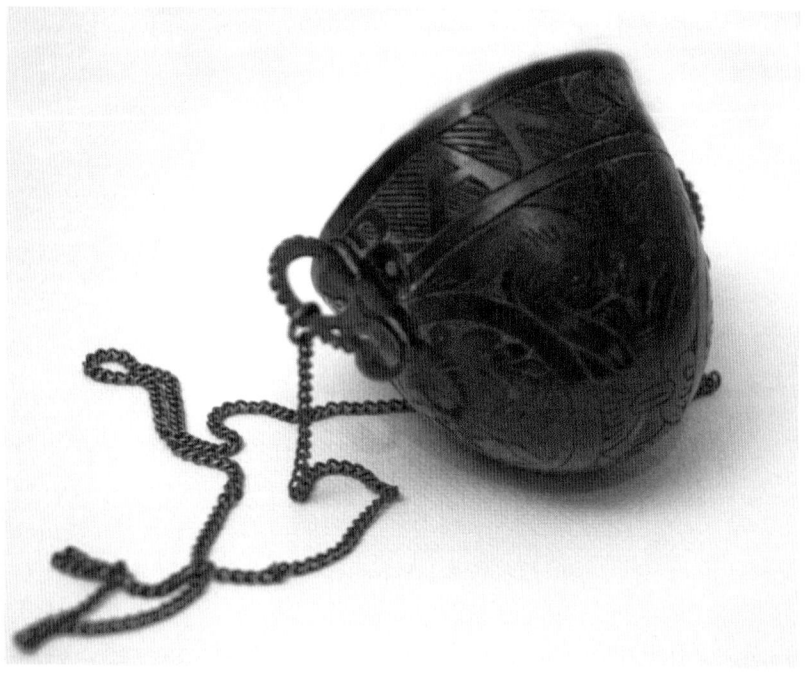

Bezoar-Becher, mit eingraviertem Besitzernamen, 18. Jh.

Der **Bezoar** *ist ein Stein / der in besagtem Thier gefunden wird. ... Er stärcket / treibet den Schweiß / dienet vor Gifft / wird gebraucht im Schwindel / der schwehren Noth / ... Ohnmachten / Hertzklopfen /*

Geelsucht / Colic / rother Ruhr / Würmern / Stein / verstopftem Mo-natsfluß / harter Geburth / Melancholie / besonders aber in der Pest / bösen Fibern / zu sich genommenem Gifft man gebrauchet ihn auch eusserlich in denen aufgebrochenen Scrophulis, (Entzündungen der Lymphknoten), *dem verschwohrrnen Krebs.*

In Apothecken hat man den occidentalischen Bezoar. Er tauget in Haupt-Kranckheiten / Gifft / Fiebern / dem viertägigen Fieber inson-derheit / Melancholie / langwierigen Kranckheiten / Würmern / der schwehren Noth / eusserlich in vergiffteten Wunden.

GESNER, S. 161   *Von den Bezoar-Steinen.*

Ihre Figur und Farb anbelanget / findet man etliche ganz weiß / etliche braun / andere gelb / etliche aschenfarb oder ganz schwarz.

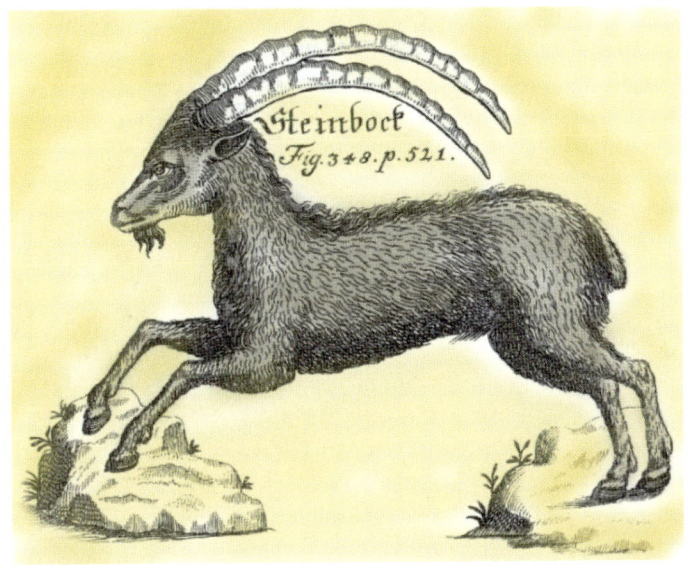

Steinbock (Abb. POMET)

Der **Steinbock** ist eine alpine Wildform der Ziege; das mächtige, bis zu einem Meter lange **Gehörn** wurde in der Volksmedizin als Apro-disiacum (potenzanregendes Mittel) verwendet, das in der Volksmedi-zin auch magische, gesundheitserhaltende Wirkung haben soll; es wur-de deshalb auch (in Scheiben geschnitten) als Talismann am Körper getragen.

Anhang

Erklärung schwerverständlicher Bezeichnungen

Bezeichnung	Erklärung
Abstergieren	reinigen, abführen
Abortus	Fehlgeburt
adstringieren	zusammen ziehen, verkleinern
Affektion	krankhafter Organbefall
Alembic	kuppelartiger Destillieraufsatz
Anatomie	Lehre vom Körperbau
anietzo	jetzt, nun
annoch	außerdem, zusätzlich
antibiotisch	Keim tötend
Antidotum	Gegengift
antimycotisch	Pilz tötend
Anticachechticum	Mittel gegen Körperverfall
Antiphlogisticum	Mittel gegen Entzündungen
antiviral	Viren tötend
Amey	Ammei, Heilpflanze (lat. Amni visagra)
Antidot	Gegengift
Aphrodisiacum	Potenz und sexuelle Begierde steigerndes Mittel
applizieren	anwenden, auftragen
Atonie	Lähmung, Ohnmacht
Atrophie	Abmagerung, Gewebeschwund
aufheuen	anhäufen, übereinander schichten
Augennarben	Hornhauttrübungen
Avicenna	Ibn Sina, persischer Medizingelehrter (980-1037)
azßbündig	hochwirksam
Bachmünz	Wasserminze, Heilpfanze (lat. Mentha aquatica)
Balneo Mariae	Wasserbad (frz. bain marie)
Basilien	Basilikum, Heilpflanze (lat. Ocimum basilicum)
Bech	Pech, Teer
Beermutter	Gebärmutter
Bein	Knochen
berächen	einreiben
Blätterlein	blasenartige Hautunreinheit, Pickel

blödes Gesicht	durch hohes Fieber bedingtes Schielen
Bockshorn	Fenchelklee, (lat.Trigonella foenic. graeci)
Boley	siehe Poley
bresthaft	entzündet, erkrankt
Buccinae	trichterförmige Muscheln
Bürdtlin	Nachgeburt
Cachexie	krankhafter Gewichtsverlust, -verfall
calcinieren	Kalk zu Kalkpulver erhitzen, verbrennen
Cerotum, Cerat	hartes Wachs, zähe Salbe, Pomade
cholerisch	jähzornig, aufbrausend
Circulation	Kreislauf, Strömung, Fließen
Clystir	Einlauf, Darmspülung
coagulieren	verklumpen
Colic	heftiger Bauchkrampf, -schmerz
Collodium	Lack, zähflüssige Zellstoffnitratschicht
Complexion	stimmiges Erscheinungsbild, Teint
Congestion	Stauung, Verstopfung, Embolie
Contractur	Verkrampfung, Versteifung
Convulsiones	Schüttelkrämpfe
dann	denn
Däuung	Verdauung
Desinfektion	Entkeimung
detergieren	reinigen, abwischen
Ducat, Dukat	goldene Münze & Gewicht, 3,4g
Durchlauff	Durchfall
Dysenterie	Ruhr, infektöser Durchfall
Dystonie	motorische Verkrampfung
eitterich	eitrig
Electuaria	Latwerge, mit Fruchtmusextrakt als Grundlage
Elensklauen	Hirschhufen
Engbrüstigkeit	Atemnot
ermelt, gemeldt	bekannt, erwähnt
ernendte	benannte, vorherbezeichnete
Exanthem	Hautausschlag

fallende Siechtage	Lähmungen nach Schlaganfall
Febos	Fieber
Febricanten	Fieberkranke
Feld-Poley	siehe Poley
Fewer	Feuer
Fewll	Fäule
figiren	fixieren, beruhigen
Fissur	Hauteinriss, Spalt
fliessender Grind	nässender Schorf
Fluss	Blutandrang, nässende Erkrankung
Frawn	Frauen
Fuchskranheit	Räude
Gälsucht, Geelsucht	Gelbsucht, Leberentzündung
gargarisieren	gurgeln
geel	gelb
gemelt, gemeldt	wie erwähnt
Gemüs von Hirnschalen	auf und in Schädeln gewachsene Moose und Algen
Genorrhaeam	Tripper (Geschlechtskrankheit)
getreugt	trocken, getrocknet
gezwagen	gewaschen
Geylen	Hoden
Gift Irie	Giftlattich, Heilpflanze, (lat. Lactuca virosa)
Gift Ixia	Liliengewächs, siehe Ixia
Gliedwasser	Schwellung an den Gelenken
Grind	Haut-Schorf
Gruben	Narben
güldene Adern	Hämorrhoiden
gutt	Tropfen *(lat. guttae)*
Hafen, Haffen	Schüssel, Topf, meist Tongeschirr
hannig	bitter
Hauptbein	Kopf-Knochen
H-Bein	Beckenknochen
hecken	hängen
heterogen	uneinheitlich

hintertruckt	unterdrückt
Hip.	Hippokrates von Kos, antiker Arzt (460-370 v C.)
hitzige Lebern	entzündliche Leberschwellung
hitzige Brunst	Entzündung
Hornung	alte Bezeichnung für Februar
Hundstage	oft sehr heiße Sommerwochen (Ende Juli-Aug.)
Hysterie	übersteigertes Geltungs- & Anerkennungsstreben
incidieren	vorkommen, geschehen, aufreißen
Infus, Infusion	früher: heißer, pflanzlicher Aufguß
	heute: in Vene eingeleiteter Nähr- & Arzneitropf
in summa	insgesamt
item	ebenfalls, ebenso
Ixia	Kornlilie, Heilpflanze (lat. Ixia)
kalter Brand	Absterben von Gewebe, Fäulnis
Kantnuß	Kenntnis
kalte Flüsse	Schüttelfrost
kalte Siechtage	Frostschübe mit Kälteempfinden, ggf. Malaria ?
Keichen	Keuchen, Atemschwierigkeiten, Asthma
kimolische Erde	Heilerde der griechischen Insel Kimolos
Kindsblattern	Windpocken
Königin	Weibchen des Zaunkönigs
Konkretionen	Ansammlungen
Kontagie	Ansteckungsauslöser
konvulsivisch	mit Zuckungen verbunden
Latwerge	eingedicktes Fruchtmus
läutern	reinigen, klären
Lithiasis	Steinbildung
Lithontripticum	steinauflösende Arznei (in Niere/Galle)
Löbken	Lauf, Pfote
Lochienfluß	Wochenfluß (nach der Geburt)
Loth, Lot	Blei(kugel); auch altes Maß, (1 Lot = ca. 15g)
magnetische Mumie	wundertätige, pechhaltige Paste
Maltzey	Lepra

Masel	Syphillis
Masen	Flecken, Wunden
Melancholie	Traurigkeit, Schwermut, depressive Erkrankung
Mumia	früher arabische Name für Erdpech (Asphalt)
	später Bezeichnung einer einbalsamierte Leiche
Mutter	Gebärmutter
Napello	Eisenhut, Heilpflanze (lat.Aconitum)
Neruen	Nerven
Neuralgie	Nervenentzündung, Schmerzen
Neurose	funktionelle Störung des Nervensystems
onbillich	ungerecht
Paralyß	Muskellähmung
Paroxysimos	rasanter Krankheitsverlauf
Pestilenzen	Seuchen
Phthisicos	Schwindsucht-, Tuberkulose-Kranke
Pilulen	Pillen
Pleuritis	Rippen-, Brustfellentzündung
Plin.	Plinius, röm. Gelehrter (23-79 n. C.)
Pneumonie	Lungenentzündung
podragisch	gichtkrank, mit starken Schmerzen verbunden
Poley	Flohminze, Heilpflanze (lat. Mentha pulegium)
Populeonis	Salbe aus Blattknospen der Pappel (lat. Populus)
präparieren	zu-/vorbereiten, dauernd haltbar machen
Praecordi	Organe im Brustraum, Zwerchfell
Praeservirung	Vorsorge gegen
Presten	Gebrechen, Gesundheitsmangel
purgieren	abführen, reinigen
Quint, Quintlein	altes Gewicht (ca. 3,65 g)
Raude	Räude, Haarausfall
rectificieren	wiederholt destillieren, reinigen
resolvieren	lösen, auflösen
resolviert	aufgelöst, verkümmert

Respiration	Atmung
Retorte	Destillationsapparatur, meist Glas
Rhasis	persischer Arzt (854-925)
Roegner	Rogen, Fischeier
rothe Ruhr	blutiger, hochinfektiöser Durchfall, (evt. Typhus)
Rothlauff	infektiöser Ausschlag in Gesicht- & Halsbereich
Ruthe, Rute	Penis
Sal gemma	Steinsalz (NaCl)
sawr	sauer
Schlafsucht	Depression
Schlagfluss	Schlaganfall, Embolie
schmalkaldisch	nach dem Ort Schmalkalden
Schmer	durchwachsener Speck
Schwamm	krebsartige Knochenwucherung
schwehre Noth	Fallsucht (Epilepsie)
Scinci	Häute des Meerstints
Scrophulas	Lymphdrüsengeschwür, Haut-TBC
Scrupel	altes Gewichtsmaß (ca. 1,7g)
Sedeneywasser	Mauerpfeffer-Destillat, (lat. Sedum acre)
Sennadern	zum Hirn führende Adern
Sekretion	Absonderung, Schweiß
spasmodisch	krampfartig
Spiritus Vini	destillierter Weingeist, Alkohol
Stöckflüsse	Asthmabeschwerden
stumpfes Gesicht	Sehschwäche
Tart, Tort	Entzündung, Schmerz
Taubsucht	Tobsucht, Manie
tauget zum, - für	gemeint ist: hilft g e g e n
Testiculi	Hoden
Teuffelstreck	Teufelsdreck, Stinkasant (lat. asa foetida)
Theriak	Allheilmittel Dutzender Arzneien
Toller Biss	Biss eines mit Tollwut infizierten Tieres
Torpor	Starrezustand
tunckle Augen	Sehschwäche, auch Ohnmacht
Tunkelheit	Dunkelheit, auch Blindheit

turgescieren	anschwellen, prall spannen
Unschlitt	Talg, Bauchfett von Wiederkäuern
Vehikel	Träger eines Arzneistoffs
verschnittener Barch	kastrierter Eber
Versehrung	Erkrankung, Funktionsstörung
verstanden	gehemmt, stockend
Vesicans	ätzendes Mittel, Zug-Pflaster
viertägiges Fieber	schubweise auftretendes Wechselfieber, Malaria ?
Wasser	meistens: hochprozentiges Alkoholdestillat
Wehethumb	krampfhafter Schmerz
wildes Feuer	Gesichtsrose
Wundrevision	Kontrolle mit Reinigung
es zeucht	es zieht
Zittern der Adern	Nervenzuckungen
Zufälle der Nerven	Nervenentzündungen
zwagen	waschen

* * *

Literaturverzeichnis

Dieses Verzeichnis ist auf deutsche Veröffentlichungen und die in der Sammlung des Apotheken-Museums der Adler-Apotheke Dortmund vorkommenden Animalia begrenzt. Die folgenden Werke haben zur Ausarbeitung dieses Buches maßgeblich beigetragen. Sie werden im Text als Kurzbezeichnungen (Autorennamen in Großbuchstaben) genannt. In alphabetischer Reihenfolge:

BOCK
Bock, Hyronimus: Kreutterbuch, darin unterscheidt, Namen und Würkkung der Kreutter, Stauden und Hecken unnd Beumen sampt ihren Früchten, so inn Teutschen Landen wachsen, Straßburg 1577
Das Kräuterbuch umfasst 900 Seiten; im *„Vierdtetheil"* stehen unter der Überschrift *„Teutsche Speißkammer"* auf 40 Seiten Informationen zur menschlichen Ernährung, Tierhaltung und auch die Nutzung von tierischen Substanzen als Arzneimittel. Hyronymus Bock (1498-1554) war einer der bedeutendsten frühen deutschen Botaniker, Arzt und Lutherischer Prediger.

BRANDT
Brandt, Johann Friedrich & Ratzeburg, Julius Theodor Christian: Medizinische Zoologie oder Getreue Darstellung und Beschreibung der Thiere, Band I und II, Berlin 1829

DIOSCORIDES
Dioscorides, Pedianos: Kräuterbuch Deß uralten unnd in aller Welt berühmtesten Griechischen Scribenten Pedacii Dioscoridis Anazarbaei. Frankfurt am Main 1614
Dioscorides (um 50 n. Chr.), griechischer Arzt aus Anazarbos (im nordöstlichen Kilikien, heute Türkei), erwarb auf weiten Reisen als Militärarzt in römischen Diensten umfassende Kenntnisse über die Arzneimittel seiner Zeit.

Seine fünf Bücher der *"Materia Medica"* überdauerten; im 16. Jahrhundert erschienen viele Drucke, so auch Kräuterbücher, die auf ihn zurückgehen.

GESNER

Gesner, Conrad: Thierbuch. Das ist ein kurze beschreybung aller vier fuessigen Thieren, so auff der erden un in wassern wonend, sampt irer waren conterfactur ... Frankfurt am Main 1699
Conrad Gesner (1516-1565), Schweizer Universalgelehrter, Arzt und Altphilologe. Er gilt als einer der Begründer der modernen Zoologie. In Zürich begründete er den ersten botanischen Garten sowie eine bedeutende Naturaliensammlung.

DHU (Deutsche Homöopathie-Union)

DHU: Homöopathisches Repetitorium. Azneimittellehre in Tabellenform, pharmazeutisch überarbeitet. Laufend aktualisiertes Handbuch für die Homöopathie, Karlsruhe 1989

EBERMANN / KARTNIG

Ebermann, Ernst und Kartnig, Theodor: Die tierischen Drogen der Pharmakognostischen Sammlung des Institutes für Pharmazeutische Wissenschaften der Karl-Franzens-Universität Graz. Mitteilungen des naturwissenschaftlichen Vereines für Steiermark. Band 136, S. 135-174, Graz 2007

HAGER

Hager, Hermann: Handbuch der PharmazeutischenPraxis,
für Apotheker, Ärzte, Drogisten und Medicinalbeamte.
Band I. Berlin 1876, Band II. Berlin 1878
Handbuch der Pharmazeutischen Praxis,
Band I. Berlin 1925, Band II. Berlin 1927

Hermann Hager (1816-1897), deutscher Apotheker, Pharmakologe und Chemiker; verfasste zahlreiche pharmazeutische und botanische Schriften, die zum Referenz-Fachlexikon für Apotheker wurden.

HEINIGKE

Dr. Heinigke, Carl: Handbuch der homöopathischen Arzneiwirkungslehre. Bearbeitet von Dr. Paul Klien, Leipzig 1922

Heinigke veröffentlichte seit den 1880er Jahren homöopathische Nachschlagewerke, die Status eines Homöopathischen Arzneibuchs erlangten; diese wurden von Dr. Paul Klien seit den 1920er Jahren in Folgeauflagen aktualisiert und fortgeschrieben.

HORDALAND HEALTH STUDY

Raeder MBI, Steen VM, Vollset SE, Bjelland I.: Associations between cod liver oil use and symptoms of depression: the Hordaland Health Study. Journal of Affective Disorders, Bd. 101, S. 245-249, Amsterdam 2007

LONICERUS

Lonicerus, Adamus: Kreuterbuch, Frankfurt am Main, 1679

Adam Lonicerus (Adam Lonitzer, 1528-1586) war ein deutscher Naturforscher, Arzt und Botaniker. Er wirkte in Frankfurt am Main, Friedberg und Marburg als Lehrer und Arzt. Sein 1557 erschienenes Kräuterbuch wurde bis 1783 in 27 Auflagen gedruckt. Es enthält auch Beschreibungen von 171 Tieren, aus denen Heil- und Arzneimittel gewonnen wurden.

PAULINI

Kristian Frantz Paulini: Neu-Vermehrte, Heylsame Dreck-Apotheke, Wie nemlich mit Koth und Urin fast alle, ja auch die schwerste, gifftigste Kranckheiten, und bezauberte Schäden ... inn- und äusserlich, glücklich curiret worden. Frankfurt am Main 1734

Kristian Frantz Paulini (1643-1712) war Universalgelehrter, Arzt und Schriftsteller. Er verfasste mehr als 50 Bücher in Deutsch und Latein. Die größte Verbreitung erlangte seine "Heylsame Dreck-Apotheke", die in zahlreichen Auflagen und Nachdrucken erschien.

POMET

Pomet, Peter: Der aufrichtige Materialist und Specerey-Händler. Oder Haupt- und allgemeine Beschreibung derer Specereyen und Materialien. Leipzig 1717

Peter Pomet (1658-1699) war als Apotheker und Materialist (Drogen-großhändler) in Paris tätig; er beschreibt in dem o. g. Buch Materialien aus der Pflanzen- und Tierwelt, sowie Mineralien, die in Apotheken Verwendung fanden. Ein zweiter Teil listet die Animalia auf, wobei er "wegen der trefflichen Wirckungen und Kraft der Theile" mit dem Menschen beginnt.

SAUTER

Sauter, Sven: Tiere in Homöopathie und Schamanismus, Berlin 2009
Sven Sauter ist Homöopath und Heilpraktiker, lebt und arbeitet in Berlin.

SCHRÖDER

Johann Schröder: Höchst kostbarer Arzney-Schatz, Jena 1685
Johann Schröder (1600-1685) deutscher Arzt, der das wohl meist beachtete Arzneibuch des 17. Jahrhunderts im deutschsprachigen Raum verfasste. Im zweiten Band werden 114 Animalia aufgeführt.

TABERNAEMONTANUS

eigentlich Jakob Dietrich (genannt Tabernaemontanus): Neu Kreuter-buch, Heidelberg 1588-1591. Tabernaemontanus ist die Lateinisierung seines Geburtsortes Bergzabern. Er lebte von 1522-1590.
Sein dreibändiges Neuw Kreuterbuch mit über 2200 Pflanzenholz-schnitten machte ihn zu einem der bekanntesten Botaniker des 16. Jahr-

hunderts. Ursprünglich war er Kräutersammler und Apotheker in Weißenburg, bezeichnete sich als Schüler und Student von Hyronimus Bock; er wurde später Arzt des Hochadels und Professor in Heidelberg.

WIKIPEDIA - allgemein und frei zugängliches Online-Lexikon; es wurde jeweils der jüngste Eintrag des entsprechenden Artikels übernommen.

WILHELM
Wilhelm, Gottlieb Tobias: Unterhaltungen aus der Naturgeschichte. Zahlreiche Bände, Augsburg 1792-1812
Gottlieb Tobias Wilhelm (1758-1811) war protestantischer Pfarrer und Schriftsteller mit Schwerpunkt Naturgeschichte. Er verfasste zahlreiche Aufsätze zu naturwissenschaftlichen Themen, sowie Reiseberichte. Sein Hauptwerk ist die oben genannte Enzyklopädie.

Bildnachweis

Die Abbildungen stammen aus den angegebenen Quellen
oder sind Fotos von Exponaten des Apotheken-Museums
in der Adler-Apotheke Dortmund.

Werner Hültenschmidt, Dortmund

Seite VS, 3, 11, 17, 19, 21, 23, 32, 38, 40, 48, 49, 50, 51 55, 74,76, 77,
78, 80, 84, 85, 89, 91, 94, 98, 105, 114, 115, 121, 124, 125, 127, 130,
131, 139, 155. 156, 159, RS

Heinz Helmut Bussemas, Dortmund

Seite 29, 30, 33, 34, 35, 43, 59, 65, 66, 67, 73, 99, 103, 126

Dr. Ursula Barthlen, Dußlingen

Seite 79, 86, 87, 90, 92, 93, 95, 104

Brandenburgisches Apothekenmuseum, Cottbus

Seite 50

Unter Artenschutz stehende Tiere oder Teile von ihnen
wurden dem Museum dankenswerterweise
aus verschiedenen Privatsammlungen
oder als Dauerleihgaben zur Verfügung gestellt,
unter anderem vom

**Bundesamt für Naturschutz BfN, Bonn
Hauptzollamt Dortmund
Polizeipräsidium Dortmund
Umweltamt der Stadt Dortmund**

Einige Worte zu den ,Verantwortlichen' dieses Buches:

Ich danke den beiden Mitverantwortlichen, Werner Hültenschmidt und Heinz Helmut Bussemas, beide aus Dortmund, für Ihre Unterstützung als Ratgeber, Fotografen, Mitdenker und Mitschreiber, Korrekturleser, für ihre neuen Ideen, Verbesserungsvorschläge und Computerhilfe.

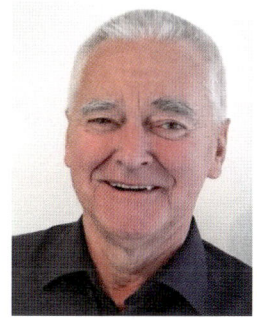

Hermann Ausbüttel, *1939, Apotheker, seit über 50 Jahren Sammler pharmaziehistorischer Exponate, Gründer & Kurator des Apotheken-Museums in der Adler-Apotheke Dortmund, Ideengeber und Schreiber der „Animalia".

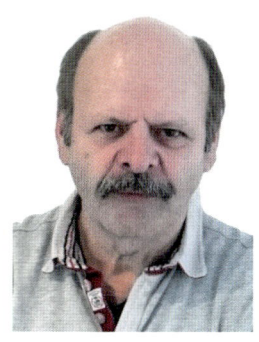

Werner Hültenschmidt, *1946, Apotheker und Photograph, mit regem Interesse an Pharmazie- und Dortmunder Stadt-Geschichte, will alles noch perfekter machen.

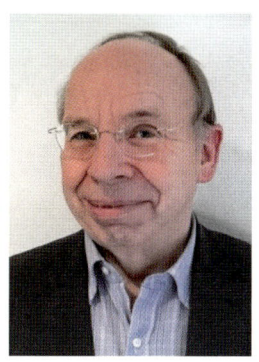

Heinz Helmut Bussemas, *1948, Chemiestudium an der Fachhochschule Steinfurt, bis 2014 leitender Mitarbeiter im VZ Dr. Eberhard & Partner, Dortmund, Computerfreak, findet jeden Fehler.